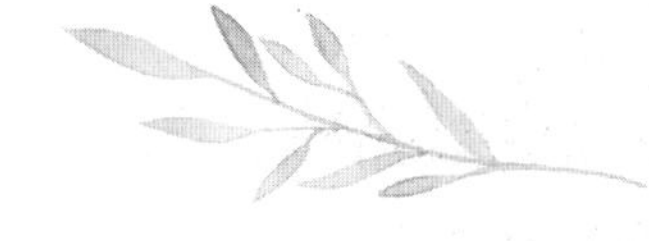

정신과 의사로 살아온 한 여성의 길

善齋 김동순 선생 회고록

정신과 의사로 살아온 한 여성의 길

善齋 김동순 선생 회고록

한국정신치료학회 엮음

학지사

권두언

나는 이 나라에서 최초로 정신과를 전공으로 택한 여자 의사이다. 그런 독특한 삶의 이력 때문인지 예전부터 회고록을 집필해 보라는 권유가 있어 왔지만 내 삶이 뭐 대단한 게 있다고 회고록을 남기랴 싶어 매번 고사해 왔었다.

2015년 한국정신치료학회의 문영환 이사가 나의 회고록 발간을 위하여 써 달라며 거금을 기부해 주었지만 나는 회고록을 출간하는 것이 그다지 내키지 않았다. 2014년 남편이 저 세상으로 가고 난 후 마음이 어지럽고 건강에도 자신이 없었다. 나이가 들어도 현실적으로 여전히 처리해야 할 일들이 많다보니 선뜻 결심을 하기가 어려웠다.

내가 회고록 집필을 망설였던 또 다른 이유는 정신치료의 대가인 남편 이동식의 아내이자 제자로서, 정신치료를 하는 정신과 의사로서 지금껏 살아왔지만 내가 젊어서 바라던 만큼 만족할 만한 정신과 의사, 정신치료자로 살지 못했다는 아쉬움 때문이다. 지금까지 환자들에게 정신치료를 하면서 보람 있고 만족스러운 경험이 적지 않았지만 내가 10대나 20대에 품었던 성취목표에 비하면 너무도 아쉬운 것이 많다.

하지만 문영환 이사의 정성을 외면할 수 없었고, 또 한국정신치료학회의 여러 회원들이 대한민국 최초의 여자 정신과 의사로서 내가 걸어 온 길을 기록으로 남기는 것은 일제 감정기부터 현재까지 격동의 세월을 살아온 한 여성의 개인사에 관한 기록이지만 이것이 또 대한민국 역사의 기록일 수 있으며, 한국정신의학과 한국정신치료학회의 역사 기록일 수 있다고 간곡하게 설득을 해서 용기를 내 회고록 집필을 결심하게 되었다. 문영환 이사께는 이 자리를 빌려 다시 한번 감사의 마음을 전하고 싶다.

지난 92년의 경험을 모두 기억해 내서 기록한다는 것은 인간의 기억 능력의 한계와 또 나에게 주어진 체력과 시간의 제한으로 인하여 애초에 불가능한 일이었다. 그저 할머니가 어린 손녀를 앞에 앉혀 놓고 "옛날에는 이랬단다." 하고 옛이야기 들려주듯 나에게 주어진 시간 안에서 기억나는 대로 회고해 보았다.

나는 이 회고록이라는 것이 낯설고 아쉽고 떨리기까지 한다. 이 나라 최초의 여자 정신과 의사로서 63년 세월과 복잡다단했던 나의 92년 인생이 이 한 권에 다 담을 수 있을 만큼 간단하고 짧은 세월이었을까? 돌아볼수록 아쉬움만 더하고 내 자신을 달랠만한 답은 없는 것 같다.

90여 평생을 돌아보려니 보람보다 아쉬움이 많고 후회가 적지 않지만 지난날의 아쉬움을 접고 남은 시간 큰 잘못 없이 조용히 살 수 있기를 기원해 본다.

2017년 10월 정신치료연구원에서 김동순

헌정사

고인이신 素巖 이동식 선생님과 함께 초창기부터 한국정신치료학회를 이끌어 주신 善齋 김동순 선생님의 회고록을 늦게나마 출간하게 되어 학회 일을 맡은 사람으로서, 후학으로서 매우 기쁘게 생각합니다.

김동순 선생님은 누구보다도 가장 현대적이시며 진취적이신 동시에 가장 전통적이신 분이십니다. 독립운동가의 자손으로 태어나 혹독한 시대적 환경 속에서도 기죽지 않고 꿋꿋하게 살아오시면서 자신의 다양한 재능을 발휘해 오셨습니다. 특히, 한국의 여성으로서, 어떠한 시대 상황적 격랑 속에서도 자신의 능력을 최대한 발휘함으로써 자신의 가정적·사회적 역할을 완수해 오셨습니다. 최초의 여성 정신과 의사로서 1986년 한국여성정신의학회를 창립하시어 초대 회장을 맡아 후배들을 이끌어 주신 점과 1991년 제23대 신사임당상(申師任堂像)을 수상하신 경력 등은 이를 잘 반영하고 있습니다. 정신과 의사로서, 다섯 자녀의 어머니로서, 시부모의 며느리로서, 공부제일주의인 남편의 아내로서 맡은 바 소임에 늘 충실해 오셨습니다.

또한 개인과 민족의 주체성을 강조해 오신 이동식 선생님의

사상과도 늘 같은 맥락 속에서 활동해 오셨으며 한국정신치료학회의 역사 속에서도 학회의 창립회원으로서, 2인자로서 늘 자상한 어머니처럼, 때로는 학회의 장래를 생각하는 사려 깊은 관리자로서 학회의 부족한 점을 음으로 양으로 메워 오셨음을 우리는 잘 알고 있습니다.

이번 회고록에는 선생님의 이러한 삶의 향기가 담겨 있으며, 우리 전통문화의 진수를 풍기고 있습니다. 선생님께서 좀 더 활기가 넘치실 때 이러한 회고록의 집필을 부탁드리지 못한 점이 못내 아쉽고 송구스럽게 생각합니다만, 이 한 권의 책이 많은 후학의 삶에 큰 지혜를 줄 것임을 믿어 의심치 않습니다.

회고록의 출판을 위하여 물심양면으로 후원해 주신 문영환 사장님께 진심으로 감사드리며 편집과 간행 업무를 흔쾌히 맡아서 김동순 선생님과의 인터뷰를 잘 정리하여 마무리해 준 학회의 출판부장이신 김현숙 선생님께 깊이 감사드립니다.

부디 선생님께서 천수를 누리시어 부족한 저희를 더욱 지도해 주실 것을 기원합니다.

2017년 10월

한국정신치료학회 회장 임효덕

회고록 발간을 축하드리며

김동순 선생님은 건강하시다. 지금 90이 넘으신 시점에서 신체적으로도 건강하시나 특히 정신이 건강하신 것을 우리 모두 알고 있다.

여의사들이 동창회라든가 여의사회 모임에 참석 가능한 나이를 보통 80대로 잡는다. 전에는 80고개를 넘으시면 슬슬 결석이 잦아지다가 모임 참석을 끝내시는데, 요즈음 모든 면에서 건강 상태가 좋아지고 수명도 길어졌으니 80이 넘으셨어도 건강하게 참석하시는 선배님들이 많아지셨다.

그중에서도 가장 돋보이는 분이 김동순 선생님이시다. 아흔이 넘으셨어도 꼿꼿한 자세로 헤드 테이블에 앉으셔서 강연을 들으시는 모습에 후배들은 감탄할 따름이다. 패션도 유행에 조금도 뒤떨어지지 않게 멋지게 차려 입으시고 나타나시면 그 주위의 아우라가 빛나는 분이다.

특히 선생님은 대단히 학구적이신 분이다. 요즘에도 한국정신치료학회를 중심으로 공부 모임에 열심이시어서 놀라울 따름이다. 더욱이 의학계에 여성들만 따로 모여 학회를 조직한 분야는 극소수로 알고 있다. 그중에서도 한국여성정신의학회는 가장 역사가 길고 학회 활동이 활발하다고 하겠다. 그 중심에는 김동순 선생님이 계셔서 모두 선생님을 따르며 아주 화기애애한 분위기 안에서 모임을 갖고 있는 것이 주위 사람들의 부러움을 사고 있다.

선생님께서 경성여의전을 다니실 때부터 연극반, 배구반 등에 참여하셔 나의 어머니와 함께 즐거운 학창 생활을 보내셨던 얘기를 많이 듣고 있던 터였다. 졸업 후 결혼하시고 미국 유학을 부군이신 이동식 박사님과 함께 다녀오신 것은 유명한 이야기이다. 그 후 동북신경정신과 의원을 오랜 기간 개원해 오시며 최근까지도 환자를 상담하시는 모습을 보며 놀라움을 감출 수 없다.

선생님의 적극적인 사고방식은 수 년 전 한국여자의사회에서 의협 100주년 기념사업 모금 패션쇼를 개최했을 때 나의 권고로 80대 중반의 연세에도 멋진 의상으로 런웨이를 걸으신 일화는 두고두고 후배들에게 회자되고 있다.

선생님의 이런 선구자적인 인생을 기념하여 한국정신치료학회 후배들이 회고록을 출간하기로 한 것은 정말 기쁜 일이 아닐 수 없다.

후배들에게 자랑스러운 선배이고 롤 모델이 되셨으니 백수를 하시어 내가 다시 그 기념사를 쓸 날이 왔으면 좋겠다고 소망해 본다.

선생님, 진심으로 축하드립니다.

2017년 10월

연세대학교 명예교수 박경아

차례

1

불안하고 가난했지만 기죽지 않았던 어린 시절

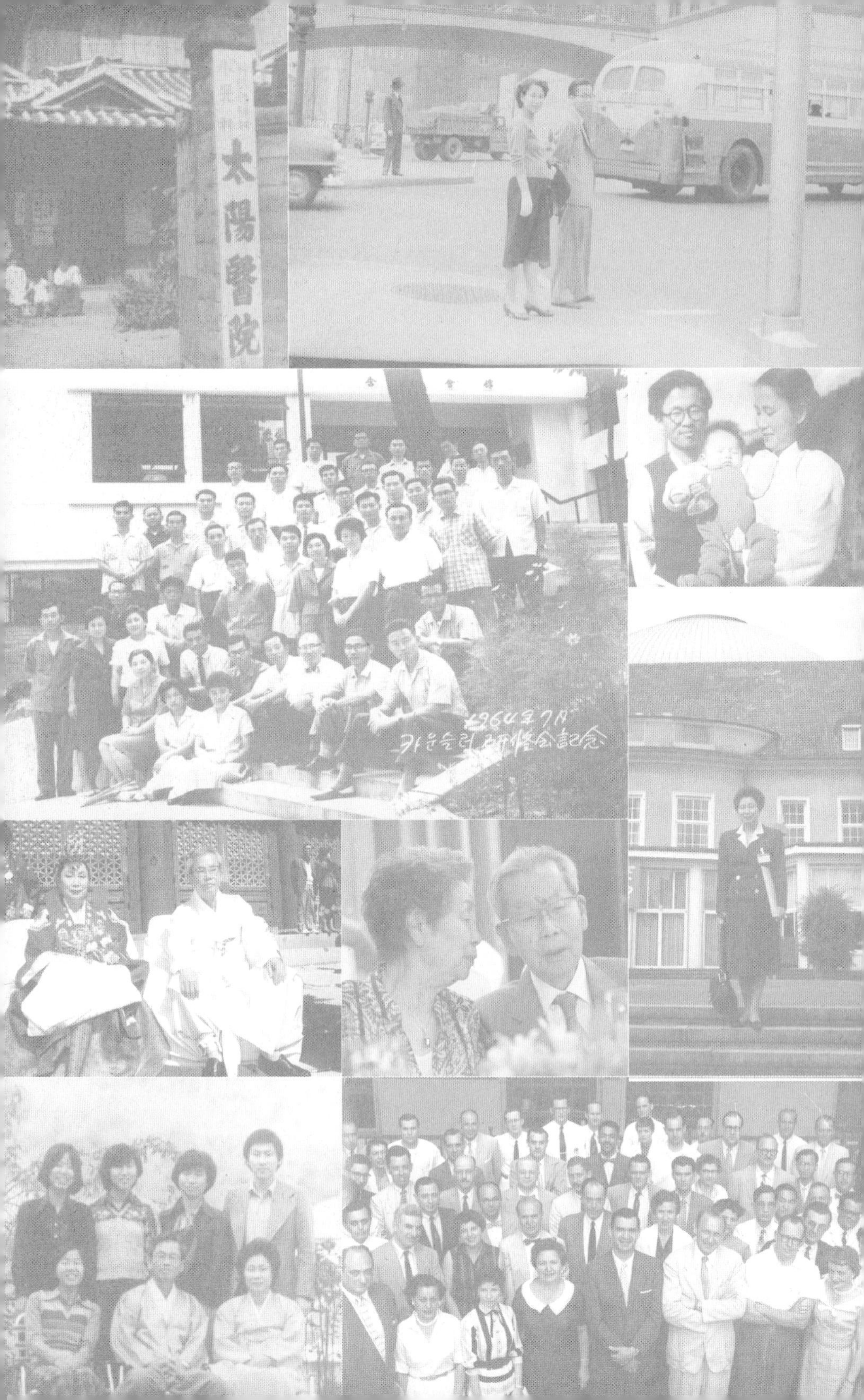
太陽醫院
1964年7月
카운슬러 研修会記念

감옥살이 끝에 돌아가신 할아버지

나는 1925년 10월 12일 아버지 김진제(金振濟)와 어머니 정철상(鄭喆相) 사이의 2녀 중 둘째로 서울에서 태어났다. 호적상의 내 원적은 서울시 중구 수하동 18번지로 되어 있다. 지금 롯데 대각선, 한일관 본점이 있는 곳이다. 그때는 청계천을 경계로 해서 남쪽에 해당하는 을지로 쪽은 일본 사람들이, 북쪽에 해당하는 종로는 한국 사람들, 즉 김두환과 같은 소위 종로 깡패들이 차지하고 있었는데 거의 그 경계에 우리 집이 있었다.

수하동에서 살았던 기억은 나지 않고 중학동에서 살았던 때의 기억이 있다. 중학동은 현재 경복궁 대각선 방향, 한국일보사가 있는 동네이다. 경복궁 앞에 광화문, 세종대왕상이 있고, 그 왼쪽의 일본 대사관, 미국 대사관 근처가 중학동이다.

서너 살 무렵인데 총독부 건물을 구경하러 나갔다가 그 크기에 놀라서 집으로 뛰어 들어오던 기억이 무척 또렷하다.

친가는 경주 김씨로 증조할아버지가 추사 김정희와 사촌지간이다. 할아버지[김상열(金商說)]는 항일운동을 하시다 감옥살이 끝에 돌아가셨다. 항일운동을 하던 할아버지가 독립자금을 모금하러 다니던 중 큰 부자였던 외할아버지를 만나게 되었다고 한다. 친할아버지는 독립운동을 하고 외할아버지는 뒤에서 독립자금을 댔던 것이 인연이 되어 두 분은 사돈지간이 되었다.

할아버지는 1919년 3월 서울에서 조직되었던 독립운동단체인 조선민족대동단(朝鮮民族大同團, 이하 대동단) 단원으로 항일운동을 하셨다. 대동단은 항일독립운동을 목적으로 관료, 유림, 학생, 의병, 승려, 여성 등 각계각층의 수만 명이 단원으로 참여하였다. 독립의식의 고양을 목적으로 한 선전활동과 3 · 1운동과 같은 방법으로 '제2회 독립만세시위'를 거행하려고 하였다. 독립자금을 모금하여 상해 임시정부의 활동을 지원하려고 했고, 특히 의친왕 이강(義親王 李堈)을 상해로 탈출시켜서 임시정부에 합류, 제2차 독립선언을 발표하려 하였으나 그 계획이 사전에 일본 경찰에 노출이 되어 실패하고 말았다.

할아버지는 대동단 단원을 모집하는 활동을 하였고, 특히 제2차 독립선언서에 대한민족대표로 서명하고 만세운동을 도모하였다. 하지만 의친왕 망명 계획이 사전에 발각되어 옥살이를 하게 되었다. 할머니의 말씀에 의하면 고령의 할아버지는 옥살이를 하면서 건강이 악화되어 감옥에서 풀려나온 지 수일 만에 돌아가셨다고 한다. 그래서 나는 할아버지 얼굴을 뵌 적이 없다.

수년전 독립기념관에 갔을 때 일제 강점기 할아버지가 재판받을 당시의 신문기사 등 할아버지의 항일운동과 관련된 자료를 독

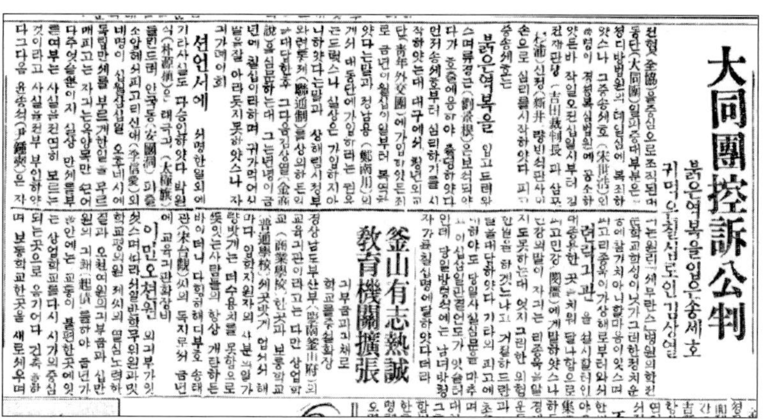

大同團控訴公判

붉은여복을입은송세호 귀먹은칠십로인김상연

釜山有志熱誠 教育機關擴張

대동단 공소공판 기사(동아일보 1921. 3. 10.)

립기념관 측에서 복사해 주어서 받아 두었다. 독립기념관 측에서는 국가유공자 신청을 하라고 권했지만 아버지도 독자이고 또 우리 대에서도 언니하고 나 이렇게 딸만 둘뿐이고 아들이 없다보니 신청을 하지 않았다. 할아버지께 죄송스러운 마음이다.

아버지는 2남 1녀의 둘째 아들이었으나 큰아버지는 행방불명이 되어서 뵌 적이 없다. 소문에 의하면 항일운동을 하다가 미국으로 갔다고 하는데 생사를 모르고 호적에만 남아 있다.

아버지는 서울이 고향이었고 지금의 서울공대 전신인 경성고등공업학교(京城高等工業學校)를 다니셨다. 졸업반이던 해에 반일운동으로 일본인 학생을 해치고 그날부터 해방 전까지 줄곧 항일지하운동으로 40여년을 옥살이와 쫓기는 생활을 했다. 그로 인해 우리 가족도 여기저기 떠도는 생활을 할 수밖에 없었으며, 나는 가난과 공포가 끊이지 않는 어린 시절을 보내야 했다.

외할아버지는 하동 정씨로 조선 성종 때의 대학자인 일두 정여창[(鄭汝昌, 1450(세종 32)~1504(연산군10)]의 후손이다. 경남 함양의 개평, 박경리의 소설 『토지』에 나오는 서희네 집이 우리 외가이다. 어머니 친정집은 지금 문화재로 되어 있을 정도의 양반 집이었고 큰 부자였다. 어머니가 아버지보다 세 살 연상이었다.

서너 살 무렵 외할머니가 마루 위에 앉아서 책을 읽으시는데 내가 마루 밑에 매달려서 그 모습을 쳐다보던 기억이 난다. 그때는 까마득히 높기만 하던 마루가 몇 년 전 외가에 가 보니 어린 시절에 내가 느꼈던 것만큼 높지 않은 걸 발견하고 우습게 생각이 되었다.

하동 정씨 양반가에서 자란 어머니는 음식 솜씨, 바느질 솜씨가 뛰어난 분이었다. 어머니는 아버지가 항일지하운동으로 행방불명되었을 때 생계를 위해 삯바느질과 남의 집 잔치 때 가서 음식을 해야 할 정도로 고생하며 살았지만 참을성이 많은 분이었다.

당시에는 글을 배운 여성이 드물었는데 어머니는 글을 배웠고, 책 읽기, 글쓰기를 좋아하셨다. 나는 십대 시절 자무쓰라는 북만주 러시아 국경지대에 살았는데 글을 좋아하는 어머니는 야간에 일본말을 배우러 다니시기도 했다. 돌아가시기 전까지도 볼 것이 없으면 애들 만화라도 보실 만큼 책 읽기를 좋아하셨다.

노후에 어머니가 원자력 병원에 입원하셨을 때 병원 안에서 어머니 별명이 '연애소설 좋아하는 할머니'였다. 책 읽기를 좋아하는 어머니가 병원에서도 시간이 나면 『낭자전』을 읽는 모습을 보고 생긴 별명이었다.

글을 알고 책을 읽는 사람이 드물던 시절에 어머니는 삯바느질을 하면서도 틈틈이 책을 읽으셨다. 그것이 어린 시절부터 우리 집의 분위기였고, 자연히 나도 책 읽고 공부하는 것을 좋아하게 되었다.

어머니는 남 비위 맞추는 것이 없는 분이었고 남과 싸울 줄도 모르는 분이었다. 지나친 욕심도 없었고 남과 경쟁심이 별로 없이 양반가 자손답게 품위 있는 분이셨다. 어머니는 예의범절과 도리가 아주 바른 분이었으나 간혹 할머니하고 사이가 좋지 않을 때가 있었다. 할머니가 어머니를 나무랄 때 "하동 정씨 일두 자손 양반티 낸다." 고 나무라던 생각이 난다. 그래서 "하동 정씨 일두 자손" 하는 말이 어린 시절부터 귀에 박혀 있다.

친할머니는 최씨인데 억센 데가 있는 분이었다. 아버지에게는 배다른 형이 한 분 있었다. 할아버지가 상처하고 난 후 할머니에게 새로 장가를 가서 아버지를 낳았다. 어머니는 평생 누구와 싸우는 것을 본 적이 없을 만큼 얌전한 분이었으나 사근사근하지는 않았다. 양반집에서 자라 고분고분하지 않은 어머니가 할머니 눈에는 뻣뻣하게 보여서 불만을 삼았던 것이다. 어머니가 할머니에게 혼나던 장면이 지금도 눈에 선하다. 그렇지만 할머니는 할머니대로 내가 손녀라고 미워하지 않고 귀여워해 주셨고, 어머니는 어머니대로 나를 많이 사랑해 주셨다.

아버지는 천하의 미남이었다. 어머니는 아버지만큼 뛰어난 외모는 아니었으나 맵씨가 좋았다. 외할머니가 전주 이씨 왕족 출신이라 이씨 조선 왕족들의 전형적인 얼굴들이 그렇듯이 어머니는 코가 낮았다. 아버지가 어머니보고 코가 낮다고 들창코라고 놀리곤 했다. 어머니가 돌아가시기 전 몇 년을 내가 모셨는데 어머니가 성북동 시장에 가면 시장 사람들이 감탄을 할 정도로 어머니의 옷맵시가 좋았다.

나는 지금도 어머니가 만든 버선과 마고자를 간직하고 있다. 옛날에는 버선 바닥이 해어지면 그 위에 헝겊을 덧대어 기웠는데 그것을 버선볼 받는다고 했다. 어머니의 버선볼 받는 솜씨가 얼마나 좋은지 버선이 해지면 버선볼만 떼어서 다른 버선에 버선볼을 받을 정도였다.

가난과 공포가 끊이지 않았던 어린 시절

두세 살 무렵 우리 가족은 나를 '비단바지 나비댕기'라고 불렀다고 한다. 그런 별명을 얻게 된 데는 다음과 같은 사연이 있다.

어느 명절에 어머니가 만든 옷을 입고 아버지 품에 안겨서 아버지 친구분 집에 갔다고 한다. 어머니는 솜씨가 워낙 뛰어나다보니 못살아도 우리 옷을 예쁘게 해서 입혔다고 한다. 아버지 친구 집은 잘 사는 부잣집이었는지 커다란 그 집 대문이 어렴풋이 기억이 난다. 내가 아버지 친구에게 어머니가 만들어 준 내 옷을 '비단바지 나비댕기'라고 자랑을 했다고 한다. 그 모습이 천진하고 귀여워서 생긴 별명이었다.

네댓 살부터는 파주의 금촌에서 살기 시작한 것으로 생각이 된다. 이 무렵부터 어머니에게 천자문을 배웠다. 천자문을 한 번 읽어야 농 위에 있던 센베이 과자 두 개씩을 어머니에게 받을 수 있었으니 그 욕심에 하늘 천 따지를 제법 열심히 읽었던 기억은 지금도 회상할 때마다 나를 미소 짓게 한다. 어머니는 전주 이씨 왕족 출신인 외할머니에게서 일찍부터 글을 배우셨다. 한문은 잘 못했지만 국문에는 능해서 한글 토가 달린 천자문 책으로 날 가르치셨다.

초등학교는 한국에서 세 곳, 만주에서 한 곳, 총 네 곳을 옮겨 다녔다. 이사 다니느라 전학을 여러 번 했지만 그것 때문에 학교 생활에 큰 영향을 받지는 않았다. 누구에게 소외당한 느낌이 없다.

1학년은 삼팔선 가까운 금촌(경기도 파주시 금촌동)에서 다녔다. 금촌초등학교를 아버지 손을 잡고 입학을 했다. 일학년을 마치고 성적을 받아 보니 내 짐작으로는 내가 일등인데 동네 정미소집 아들이 부자라고 일등을 만들어 주고 나를 이등으로 했던 일이 있었다. 지금 생각해도 억울한 생각이 든다.

당시 나는 일찍 개화를 해서 단발을 했다. 학교 앞에 이발소가 있었는데 당시에는 단발한 애가 별로 없어서 그 앞을 지나가면 이발소에 있던 사람들이 '단발 미인, 단발 미인' 하고 놀리며 귀여워했다. 이발소 건너편 길에 간혹 언청이인 여자가 나와서 서 있곤 했는데 나는 이발소 앞을 지날 때면 혹시 그녀를 마주치게 될까 봐 겁이 났다. 혹시라도 그녀가 나와 있으면 무서워서 달아나곤 했다.

1학년을 마친 후 집안 형편이 너무 어려워져 2학년은 추풍령에 있는 외가로 이사를 해서 추풍령 심상초등학교로 전학을 했다. 아름다운 논길을 걸어 철로 변 신작로를 한참 가다보면 왼쪽에 자리잡고 있던 학교가 지금도 가끔 생각이 난다. 전학을 갔지만 금방 공부를 잘했다.

당시 외가는 예전에 비해 가세가 많이 기울어져 있었지만 대궐 같은 큰 집에서 살고 있었다. 안채, 사랑채, 행랑채가 있고 마당에는 큰 복숭아나무가 있었다. 뒷담 밖에는 누에를 치는 집들이 있었는데 내가 누에를 굉장히 징그러워했던 기억이 난다.

2학년을 다니고 있을 무렵 도망다니던 아버지가 붙잡혀 서대문 형무소에 수감이 되셨다. 언니는 외가에 남고 나는 어머니와 함께 아버지의 옥바라지를 하기 위해서 서대문 형무소 맞은편 현저동 언덕에 방을 하나 얻어 1년을 살게 되었다. 그래서 2학년을 마치고 학교를 1년 쉬게 되었다.

지금 내가 환자들을 상담하고 있는 정신치료연구원이 있는 성북동에서 불광동 쪽으로 가자면 왼편이 서대문 형무소이고 오른편이 현저동이다. 그때 당시 현저동은 참 못 사는 동네였다. 학교를 안 갔지만 그걸로 슬퍼하거나 비관하지 않고 동네아이들하고 잘 어울려 놀았다.

1907년 현저동 101번지에 서대문 형무소(당시 이름 경성감옥)가 들어섰고 1911년 105인 사건으로 독립 운동가들이 대거 투옥이 되었다. 이들의 옥바라지를 하기 위해 가족들이 모여들면서 여관촌이 형성되었다. 먼 곳에서 옥바라지를 하러 온 사람들이 여관이 부족하다고 하소연하면 동네 사람들이 빈방을 내어 주곤 하였다고 한다(동아일보 2016년 2월 29일자). 그래서 독립문과 서대문 형무소 맞은편 현저동의 오랜 주택가를 옥바라지 골목이라고 했다.

현저동에서 살 때 아버지가 재판을 받기 위해 호송되는 날 아버지를 보러 서대문 형무소에 갔다. 그 당시 수감자들은 이송될 때 얼굴을 알아볼 수 없도록 짚으로 만든 투구 같은 것(용수)을 얼굴에 써야 했다. 다들 똑같은 수의를 입고 용수를 쓰고 있어서 얼른 봐서는 누가 누구인지 알아볼 수가 없었다. 나는 눈을 동그랗게 뜨고 사방을 두리번거리며 수감자들 속에서 아버지를 찾았다. 모두 용수로 얼굴을 가리고 있어서 아버지 얼굴을 알아볼 수는 없었지만 줄을 지어 이동하고 있는 사람들 속에서 다른 사람보다 큰 키와 걸음걸이를 보고 아버지를 찾아낼 수 있었다. 하지만 일본 간수들이 무서워서 아버지를 크게 소리쳐 부를 수도 없고 만질 수도 없어 그저 눈물을 흘리며 아버지 뒤를 따르던 기억이 지금도 생생하다.

아버지가 형무소에서 출소한 지 며칠 되지 않아 옆집에 불이 났다. 다른 사람들은 그저 보고만 있었는데 아버지는 불을 끄겠다고 불이 붙은 지붕 위로 뛰어올라갔다. 나는 그 모습을 보며 혹시라도 아버지에게 불이 옮겨 붙을까 봐 너무너무 겁이 났다. 그런 위험한 순간에 어느 누가 그런 용기를 쉽게 낼 수 있겠는가. 아버지는 그만큼 정이 많고 정의감이 있는 분이었다. 그래서 마지막까지 일본 성으로 안 바꾸고 견디셨을 것이다.

아버지가 형무소에서 나온 후 우리 가족은 부산으로 옮겨가서 3학년부터 6학년 1학기까지는 부산에서 학교를 다니게 되었다. 부산에서는 영주동에서 살았고 그때 다녔던 학교 이름은 봉래초등학교이다.

우리가 살던 동네는 교회가 있는 산 밑 동네였다. 땔 나무가 없어서 밤이면 뒷산에 몰래 가서 땅에 떨어진 잔가지나 나뭇잎을 긁어다 때곤 했다. 개인 산이라 산지기가 있어서 사람들이 몰래 나무를 해가지 못하도록 감시를 했다. 그 산지기 이름이 호일이었는데 아주 무서워서 나무를 하다 들키면 혼이 난다고 소문이 나 있었다. 혹시라도 호일이한테 걸리면 어떡하나 불안에 떨면서 어두운 밤에 나뭇가지를 긁어모으던 기억이 난다. 다행히 나는 한 번도 호일이를 마주친 적은 없었지만 지금도 그 이름을 잊어버리지 않고 있을 만큼 나에게는 두려움의 대상이었다.

이사를 자주 다녔지만 학교에서는 반장도 하고 운동회에서 운동도 잘했고, 글짓기를 내면 선생님이 애들한테 읽어 줄 정도로 글을 잘 썼다. 그 당시는 경쟁이 없기도 했지만 공부를 잘했고, 어머니 솜씨를 닮아서 바느질도 잘했다. 바느질하면 전시횟감일 만큼 뛰어났다. 그러다보니 가난해도 기가 죽을 일이 없었다. 어떤 면에서 날카로운 점이 있었지만 경쟁심이 적고 억센 점이 없어서 그런지 친구들에게 반감을 사는 것도 별로 없었다.

붓글씨를 따로 배운 것은 아니었는데 학교에서 붓글씨를 제일 잘 써서 내가 쓴 것은 꼭 벽에 붙었다. 옛날에는 컴퓨터가 없어서 공문을 낼 때 기름종이에 써서 밀어서 인쇄를 했는데 내가 워낙 글씨를 잘 쓰니 선생님들이 나한테 써 달라고 할 정도였다.

세 살 때 아버지가 놓아 둔 궤짝에 내가 넘어졌는데 튀어나와 있던 못에 무릎을 찔리면서 다리를 다치게 되었다. 그래서 지금도 오른쪽 다리에 비해 왼쪽 다리가 가늘고 완전히 구부려지지 않는다. 어린 시절 다리를 다친 탓에 달리기는 못했지만 배구 선수, 높이뛰기 선수를 할 만큼 몇 가지 운동을 잘해서 학교를 대표하는 기회가 적지 않았다.

아버지는 형무소에서 나온 후로도 지하운동을 하느라 계속 도망을 다녀야 해서 가뭄에 콩 나듯이 아버지를 봤다. 2, 3년은 아버지와 연락이 끊겨 아버지 없이 살았던 적도 있다.

그때는 서울과 부산을 오가는 기차에서 기차표를 검사하는 사람을 전무라고 했다. 그 사람이 간혹 아버지 소식을 가져다주고 또 돈을 가져다주곤 했다. 나중에 알고 보니 그는 항일운동을 하는 아버지의 동지였다. 당시에는 항일운동하는 사람들이 구석구석에 박혀 있었다.

하지만 그것만으로는 살기가 어려웠다. 음식 솜씨와 바느질 솜씨가 뛰어난 어머니가 동네 잔칫집에 가서 음식을 하는 것을 도와주거나 삯바느질을 해서 생계를 꾸렸지만 굶은 기억도 꽤 있다. 내 평생에 제일 못살았던 때가 부산에서 살았을 때일 것이다.

나의 유년 시절, 소녀 시절은 아버지의 항일운동으로 불안하고 가난한 날들이 많았다. 한밤중에 긴 칼을 허리에 늘어뜨린 채 아버지를 찾으러 집에 들이닥치곤 했던 일본 순사에 대한 공포는 지금 회상해도 소름이 끼친다. 어머니로부터 여러 가지 재주를 많이 물려받았지만 어머니 뱃속에서 챙겨가지고 나오지 못한 것이 하나 있는데 바로 배짱이다. 그래서 나는 어린 시절부터 겁이 많았다. 어른이 된 후에도 혼자서는 밤에 다니지 못했던 나를 남편은 겁쟁이라고 놀리곤 했다.

지금의 내 모습을 보면 짐작하기 힘들겠지만 나만큼 가난한 어린 시절을 보낸 사람도 없을 것이다. 월사금을 못 낸 일이 꽤 많았지만 그래도 학교생활에서 기죽지 않고 당당하게 보냈다. 기가 죽지 않았던 것은 부모님 덕에 괜찮은 머리와 여러 가지 재주를 타고 난 덕분이라고 생각한다. 그래서 부모님에게 감사하고 궁핍한 어린 시절을 보냈지만 부모님을 원망해 본 적은 없다.

나는 친가와 외가의 좋은 점과 나쁜 점을 다 가지고 있는 것 같다. 어머니에게 여러 가지 솜씨를 물려받았고 성질 급한 것은 아버지 쪽에서 물려받았다. 경주 김씨 학주* 자손들이 좋게 말하면 정의감이 강하고 부정적으로 말하면 타협을 모르고 자기만 잘났다고 생각하는 경향이 있다.

할아버지가 항일운동을 했기 때문에 아버지도 국가관이 뚜렷했고 비교적 공부한 사람이 적은 시절에 공부를 해서 일찍 항일운동에 뛰어들어 해방될 때까지 일본 성으로 안 바꾸고 끝끝내 반일 정신으로 살았다는 것이 내가 경제적으로는 고생을 했어도 힘이 되었고, 나는 조선 사람이라는 긍지를 느끼고, 그것이 뚜렷한 주체성의 배경이 되었던 것 같다.

아버지는 별명이 칼날이라고 할 만큼 성격이 급한 면이 있기는 했지만 우리 집에 딸만 둘이라고 주변에서 남들이 아무리 소실을 얻어서라도 대를 이어야 한다고 권해도 전혀 반응하지 않았던 것이 또 우리에게 힘이 되었다. 남아선호사상이 심해서 딸만 있는 집은 소실을 얻어 아들을 낳는 일이 당연시되고 있던 시절이었지만 아버지는 아들 없는 것에 대해 단 한 번도 서운한 내색을 보이지 않았다. 딸들에 대한 애정이 각별해 언제나 우리의 의견을 존중해 주었다.

* 경주 김씨 학주공파

아버지는 특히 막내인 나를 '순씨 순씨' 하며 무척 귀여워하셨다. 아마 나만큼 귀여움을 받은 사람이 없을 것이다. 한 번도 꾸지람을 들어 본 적이 없었다. 내가 어린 시절에 굶기를 밥 먹듯이 하고 초등학교를 네 군데나 옮겨 다닐 정도로 고생을 했지만 기가 죽지 않을 수 있었던 것은 아버지가 나에게 보여 준 애정과 믿음 덕분이다.

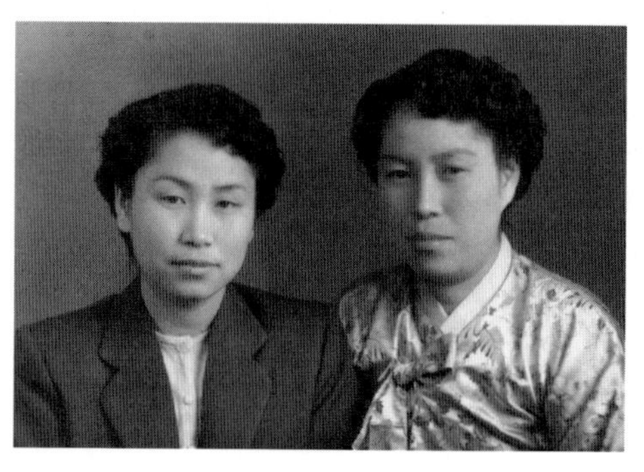
1955년 3월 언니와 나 왼쪽이 나

언니는 나보다 두 살 연상이었는데 아버지를 닮아서 눈도 크고 나보다 키가 2센티는 더 컸다. 언니를 생각하면 아버지의 항일운동의 희생자라는 생각이 든다. 둘째인 나보다 언니가 아버지의 항일운동의 영향을 더 많이 받았을 것이라고 생각한다.

어머니는 그렇게 어려운 생활을 꾸려나가면서도 양반 집안의 딸답게 품위가 있었고, 그렇다고 거만하지도 않은 분이었다. 손재주 많은 어머니는 나중에 내가 모시고 살 때 우리 아이들이 입다가 해어진 스웨터를 풀어서 그 실로 속치마를 뜨개질해서 입으실 정도였다.

언니 역시 어머니를 닮아 코트를 직접 떠 입을 정도로 손재주가 있었다. 6남매를 낳아 훌륭히 키워 증손주까지 본 언니는 이 책이 출간되기 직전 2017년 9월 17일 세상을 떠났다.

2

재주 많은 문학소녀
(만주 시절)

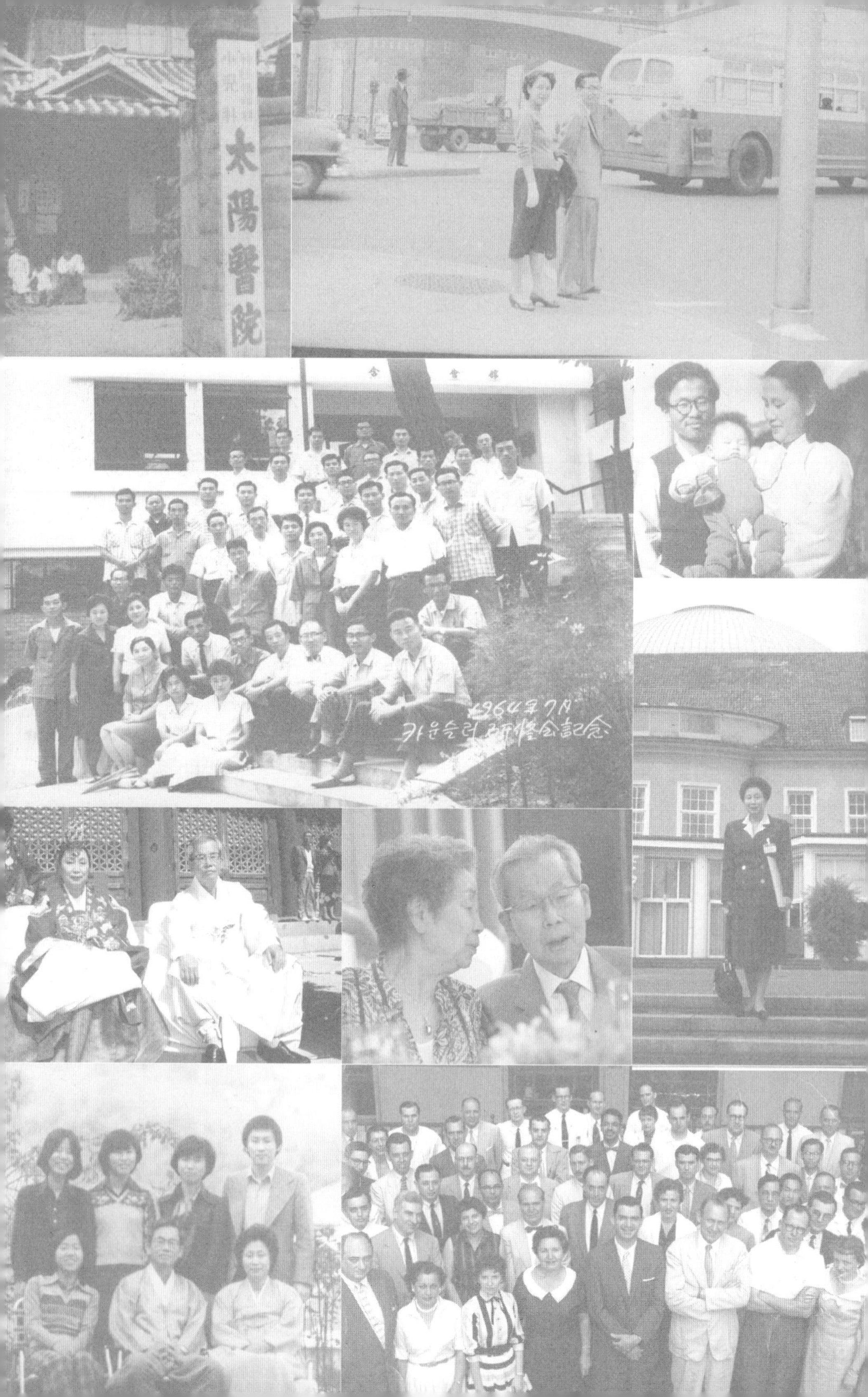
太陽醫院
1964年7月
카운슬러 硏修会記念

두만강 건너 만주로

만주는 오늘날 중국의 동북삼성이라고 불리는 지역, 즉 요령성(랴오링성遼寧省), 길림성(지린성吉林省), 흑룡강성(헤이룽장성黑龍江省)으로 이루어진 지역을 말한다. 고조선, 고구려, 발해의 역사적 터전이었던 곳으로 일찍부터 우리 민족과 인연이 깊은 지역이다. 거란족, 여진족, 몽고족, 만주족 등 여러 차례 그 땅의 주인이 바뀌었다.

일제는 1931년 만주사변을 일으켜 만주 일대를 장악하고 1932년 3월 1일 만주국을 세워 청나라 마지막 황제 부의를 허수아비 황제에 앉혔다. 만주국의 수도는 신경(新京, 현재의 장춘長春)이었으며, 1945년 소련군의 참전으로 붕괴되었다.

초등학교 6학년 여름방학 중이던 8월의 어느 날, 2년을 무소식이던 아버지가 인편으로 편지를 보내오셨다. 언제, 어느 때 부산에서 배를 타고 청진으로 오라는 내용이었다. 그리하여 나는 삼 년 반을 살았던 부산을 떠나 어머니와 언니와 함께 만주로 가게 되었다.

당시 만주로 가는 것은 우리 가족처럼 사상 문제 등으로 일제의 탄압을 피해 쫓겨서 도망을 가거나 그렇지 않으면 함경도 쪽에 살던 사람들이 경제적인 어려움으로 고향땅에서 더 이상 살기 힘들어서 가는 경우가 대부분이었다. 그 당시 나는 만주에 대해서 자세히 알고 있지는 못했다. 아버지와 함께 살기 위해서 가는 것이 좋기는 했지만 만주로 간다는 것이 좋은 일로 성공해서 가는 것은 아니라는 것을 느끼고 있어서 마냥 기뻐할 수만은 없는 분위기였다.

부산에서 내가 다니던 학교에 김종길 선생님이라는 분이 있었다. 김종길 선생님은 사범학교를 갓 졸업하고 3학년 담임으로 부임을 해 왔다. 아마 그때 이십 대 초반 정도의 나이였을 것이다. 김종길 선생님은 나의 담임은 아니었으나 고학년 중에 반장이나 공부 잘 하는 학생 두셋을 불러서 시험지 채점하는 것을 돕도록 하면서 선생님과 가까워지게 되었다. 그분은 특별히 나에게 많은 사랑을 베풀어 주셨다. 선생님의 사랑은 당시 항일운동으로 2년을 행방불명이던 아버지의 빈자리를 많이 채워 주었다.

만주로 떠날 채비를 할 때도 김종길 선생님은 짐을 싸는 것은 물론이고 배를 탈 수 있도록 수속도 밟아 주셔서 무척 감사했고, 깊은 제자 사랑을 느낄 수 있었다. 부산을 떠나는 날 김종길 선생님과 친구들 여러 명이 부산항까지 나와서 전송을 해 주었다. 담임도 아닌데 이렇듯 마음 써 줄 이가 얼마나 있겠는가? 나와 선생님과 친구들이 영화의 한 장면처럼 부둣가에서 테이프를 마주 쥐고 이별하던 장면은 지금도 가장 슬픈 기억 중 하나로 남아있다. 정든 친구들과 헤어지는 것이 마음이 아팠다.

또 하나 마음 아픈 것은 3년 동안 내가 쓴 붓글씨를 불에 태우고 떠나야 했던 것이다. 공책은 물론 글이 쓰여 있는 종이는 절대로 뒷간에 가져가면 안 되고 책이나 공책을 발로 넘어 다니면 안 된다는 부모님 가르침의 영향으로 내가 쓴 붓글씨들을 함부로 버리지 않고 정성스럽게 모았다. 특히 글을 하시는 어머니가 내가 쓴 붓글씨를 중요하게 생각해서 초등학교 때 쓴 걸 다 모아 그것이 고리짝으로 하나 가득이었는데 그걸 없앤 일은 지금도 아쉬움이 남는다.

만주에 있으면서도 김종길 선생님과는 편지 왕래가 있었다. 박정희 전 대통령과 대구사범 동기였던 김종길 선생님은 내가 만주로 떠난 이후 초등학교 선생을 그만두고 일본의 중앙대학으로 유학을 떠나 법학을 전공, 마침내 변호사가 되었다.

배를 타고 청진으로 가서 만주 땅에 들어갔던 기억은 지금까지 나의 성격에 심각한 면이 있는 것과 관계가 있을 것이다. 부산에서 밀선을 타고 좁은 객실에서 심한 멀미에 시달리며 청진으로 가는 사흘 내내 울었다. 너무 무섭고 슬펐다. 스무 명 남짓 되는 사람들이 함께 탄 여객선이었는데 그 사람들이 그렇게 무서울 수가 없었다.

청진 부두에 도착하니 멀리 시꺼먼 중절모를 쓰고 옷깃을 세우고 서 있는 아버지가 보였다. 아버지는 천하의 미남으로 키가 커서 별명이 록샤크(ろくしゃく)였다. 옛날에는 키 큰 사람을 보고 육척장신이라 했는데 육척이 일본말로 록샤크이다. 록은 일본말로 6이라는 말이고, 샤크는 척(尺, 자)이라는 말로 한 척(자)은 약 30cm 정도의 길이이다.

배에서 아버지가 서 있는 곳까지는 상당한 거리가 있음에도 불구하고 나는 한눈에 아버지를 알아차릴 수 있었다. 사랑을 많이 받았음에도 불구하고 일본 순사들의 감시로 늘 드러내놓고 아버지에 대한 반가움을 표현한 경험이 많지 않았지만 아버지를 다시 만난 그 반가움은 말로 다 할 수 없이 좋았다.

아버지와 함께 기차를 타고 두만강을 건너 만주로 가는데 국경을 넘을 때 일본인 헌병들의 치욕적인 검사를 받아야 했다. 당시 조선과 만주에 아편을 밀매하고 다니는 사람들이 있어서 일본 헌병들이 발바닥까지 온 전신을 다 뒤지고 검사를 했다. 나는 아편 밀매와는 아무런 상관이 없는데도 불구하고 너무나 무서워서 내내 울면서 갔다.

당시 만주에서는 마차가 일상의 교통수단이었다. 겁이 많아 밤이면 화장실도 혼자 못 가던 내가 만주 땅에 들어서는 순간 시커먼 옷의 마부를 보고 벌벌 떨고 겁나게 넓은 두만강을 보기만 해도 아득하고 슬펐던 체험은 10대 초반의 나에게 많은 영향을 주었다. 그 당시를 생각하면 지금도 가슴이 저리고 아프다.

만주

함경북도 남양(南陽)*에서 두만강 다리를 건너 만주의 간도성 도문(圖們)**이라는 곳에 도착했다. 도문에 살 때 어머니가 두만강에 빨래하러 갈 때 따라가곤 했는데 얼음을 깨서 빨래를 하는 어머니 옆에서 바라보던 두만강은 그렇게 처량해 보일 수가 없었다.

어릴 적에는 그렇게 커 보이던 두만강이 수년전 남편과 함께 연변 대학을 방문했을 적에 다시 가 보니 강 건너편에서 소리쳐 부르면 들릴 정도의, 그저 개천보다도 조금 큰 강일 뿐이라는 걸 보고 적잖이 놀랐다. 사람이 걸어서 오고 갈 수 있을 정도의 작은 강인데 어린 시절에는 그렇게도 크게 느껴졌던 것이다. 6학년 2학기를 도문초등학교에 전학해 학교를 마쳤다.

도문에서 사는 동안에도 아버지는 항일지하운동으로 며칠씩 행방불명이 되곤 했다. 도문에서 살던 어느 날 한밤중에 사복 차림의 두세 명이 아버지를 찾으러 들이닥쳤다. 그들이 일본 경찰인

* 함경북도 온성군 남양구
** 중국 지린성 투먼시

지 만주 사복경찰인지 혹은 김일성 계열의 독립운동을 하던 사람들인지 어디서 나온 사람들인지 아직도 잘 모르겠다. 분명한 것은 일본 경찰의 제복을 입고 있지는 않았고 사복을 입고 있었다는 것이다. 분명 일본 사람들은 아니었고 조선 사람들이었다. 친일파이거나 항일운동하는 사람들이었을 수도 있을 것 같다. 언니와 어머니 그리고 나 이렇게 여자들 세 명만 있는데 한밤중에 들이닥쳐서는 어디에 있는지 알 수 없는 아버지의 행방을 캐묻고 유도심문을 해서 무서워서 벌벌 떨었다.

초등학교를 졸업하고 나는 연길에 있는 연길여자고등학교*로 진학을 했다. 며칠씩 집을 비우는 일이 많았던 아버지였지만 입학식에는 참석해 주셨다. 지금은 길림성이라고 하지만 그때는 간도성이라고 했다. 간도성의 성도가 연길이었고 우리 학교는 연길에 있는 여학교였다. 연길에는 우리나라 사람들이 많이 살고 있어서 내가 다녔던 연길여자고등학교는 중국 사람이 세운 학교였지만 한국 아이들이 주로 많았고 중국 아이들은 한두 명 정도였다. 당시 연길에 사는 한국 사람들은 우리 가족처럼 항일운동하는 사람들이 일제의 탄압을 피해서 온 경우이거나 항일운동과는 무관하게 먹고 살 것이 없어서 고향을 떠나 온 사람들도 있었다. 이들은 주로 함경도 쪽에서 온 사람들이었다.

중국(상해) 쪽은 임시정부가 수립되어서 우리나라 사람들이 어

* 일제 강점기에는 지금처럼 중학교와 고등학교 과정이 나뉘어 있지 않았다.

느 정도 보호를 받는 면이 있었으나 만주 쪽은 그렇지 못했다. 대신 만주 쪽은 항일운동하는 청년이었던 김일성이 영웅시되고 있어서 나도 김일성이 누군지도 잘 모르고 또 정확한 가사의 뜻도 모르면서 "김일성이는 말 타고 다니는 뭐고 잡을 수도 없고 어쩌고" 하는 노래에 맞추어 아이들과 공기놀이를 했던 기억이 난다.

일본 사람들이 밤중에 마적이 와서 약탈해 간다고 선전을 해서 그런 줄 알았는데 사실은 농사를 짓는 한국 사람들이 밤중에 식량을 내놓으면 김일성의 독립군들이 가져갔던 것이다. 만주에 살던 한국 사람들은 이런 식으로 독립군 활동을 지원했다. 공기놀이 가락에까지 등장하는 걸 보면 알 수 있지만 당시 만주에서는 김일성이 우상 같은 존재였다.

만주지역에서의 독립운동은 무기를 들고 군대를 만들어 싸우는 무장항일운동이 주를 이루었다면 중국 상해 쪽에서는 김구, 김규식 등이 임시정부를 수립해서 만주 쪽보다는 규모 있고 체계가 잡힌 독립운동을 했다. 상해는 일제의 영향력이 덜 미쳤고, 세계 여러 나라의 공사관이 있어서 외교 활동을 펼치는 데 유리한 점이 있었기 때문이다. 해방 후에 만주 쪽에서 독립운동을 하던 세력들은 삼팔선 이북에 자리를 잡게 되었고 이남은 중국 상해 임시정부의 계통을 이어받아 대한민국이 수립되었다.

당시에는 기차가 주된 이동 수단이었으며, 조선에서 만주로 가는 기차의 경로는 크게 두 가지가 있었다. 한 가지 경로는 평안북도 신의주에서 압록강 철교로 압록강을 건너 봉천(선양), 신경(창춘), 하얼빈으로 연결되었다. 다른 경로는 함경북도 남양에서 내가 벌벌 떨면서 건너야 했던 두만강 다리를 통해서 도문, 목단강을 거쳐 자무쓰까지 연결되어 있었다. 함경도 쪽으로 가는 이 경로는 중심 경로가 아니었다.

일본 사람들이 신경에 친일 정부를 세워서 일본 행정 시설 등이 집중되어 있다 보니 신경, 봉천 쪽이 더 발달되어 있었다. 독립운동, 항일운동하는 사람들은 만주에서 오른쪽에 있었고 신의주, 봉천, 신경은 일본 사람들 라인이라고 할 수도 있었다.

그 당시 만주에는 한국, 중국, 러시아, 일본 등 여러 나라 사람들이 섞여서 살고 있었다. 하얼빈은 러시아 사람들을 포함해서 서양 사람들이 많았고, 만주의 수도였던 신경은 일본 사람들이 많이 살았다. 그래서 신경에 살던 한국 사람들은 주로 친일적인 사람들, 관리들이었다. 신경에 살았던 우리 또래들도 일본 학교에 다니는 아이들이 많았다.

연길여자고등학교에 입학한 후 나는 기숙사 생활을 하고 부모님은 자무쓰로 이사를 갔다. 우리 가족이 자리를 잡게 된 자무쓰에도 우리나라 사람들이 꽤 많이 살고 있었다. 하얼빈은 헤이룽장성(흑룡강성)의 성도로 만주에서 자무쓰보다 더 중심부에 자리하고 있었고, 여기에도 한국 사람들이 많았다. 하얼빈은 특히 러시아 사람들이 많이 살았고, 만주에서는 국제도시였다.

1917년 10월 25일부터 1922년 10월 러시아는 공산당 세력인 붉은 군대와 공산주의에 반대하는 자본주의 세력인 백색 군대 사이에 내전을 겪는다. 이를 러시아 내전 혹은 적백내전이라고 한다.

1918년 러시아 내전에서 패한 러시아 백군이 하얼빈으로 대거 피난을 오면서 러시아 바깥에서 가장 큰 러시아인 사회가 형성되었다. 러시아 사람 중에 공산주의에 반대하는 사람들이 하얼빈에 와서 많이 살고 있었는데 이들 하얼빈에 사는 러시아 사람들을 백계로인(白系露人)이라고 불렀다.

나는 고등학교 시절 하얼빈에 두어 번 가 본 일이 있다. 겨울이 되면 하얼빈의 송화강(쑹화강, 松花江)이 꽁꽁 얼어붙어 두꺼운 얼음이 얼었다. 송화강은 한강보다 큰 강이었는데 크리스마스가 되면 러시아 사람들이 꽁꽁 언 송화강 위에서 축제를 벌였다. 수백 명의 사람들이 모여들어 대단한 인파였다. 러시아 사람들이 얼음을 깨서 그 차가운 물속에 들어갔다 나오는 모습에 너무너무 놀랐다. 백계 러시아 여자들은 무척 아름다웠고 그때의 축제 분위기는 지금 생각해도 환상적이었다.

내가 살았던 자무쓰는 중국의 최동단으로 중국에서 해가 가장 일찍 뜨는 곳이다. 서쪽으로 하얼빈이 있고 북쪽은 헤이룽강(흑룡강)을 경계로 소련과 국경을 마주하고 있다. 우리 가족이 살았던 곳은 그나마 자무쓰 시내도 아니고 홍산진이라는 별로 알려지지 않은 곳이었다. 겨울이면 기온이 영하 25, 30도까지 떨어지는 아주 추운 곳이었다. 그 추운 날씨에 어떻게 긴 양말도 안 신고 짧은 삭스만 신고 다녔는지 모르겠다. 겨울이면 내의와 두꺼운 솜옷을 입고 추위를 견뎠다. 그렇게 추운 곳에서도 사람은 적응을 해서 살아가기 마련인 모양이다.

아버지가 자무쓰에 정착하기 전 연길에서 살 때는 간혹 아버지를 잡으러 오는 사람도 있고, 돈도 없어서 생활이 힘들었다. 그러나 자무쓰에서는 아버지가 기술자를 고용해서 시계 가게를 열어 형편이 좀 나아져서 경제적으로는 그렇게 어렵지는 않았다.

어린 아이들은 아버지 어머니가 어떻게 사느냐 하는데서 영향을 많이 받는다. 우리 아버지 어머니는 만주에 영주한다는 생각을 해 본 적이 없는 분들이라서 나도 만주에 뿌리 내리고 살 거라는 생각은 해 본 일이 없다. 당시 만주에 뿌리를 내린 사람들은 주로 함경도 쪽에서 이주해 온 사람들이 많았고 더 남쪽에서 이주해 온 사람들 중에서는 그나마 농사를 짓던 사람들이 많았다.

우리 가족은 굶기를 밥 먹듯이 했지만, 부모님은 교육열이 강한 분들이었고, 원래 농사를 짓던 분들도 아니었다. 자무쓰에서 일시적으로 생계를 위해서 장사를 했지만 장사에도 큰 관심이 없었기 때문에 만주에 정착한다는 생각은 안 한 것 같다. 단지 항일운동을 하느라 일제의 탄압을 피해 일시적으로 머물게 되었기 때문에 명시적으로 이야기한 적은 없었지만 다시 조국으로 돌아가야 한다는 생각이 있었다.

심각한 문학소녀 진동춘(金東純)*

입학시험이 있던 날, 나는 어머니가 만들어 준 분홍 저고리에 까만 치마를 입고 시험을 치러 갔다. 내 수험번호가 일번이었다. 이틀에 걸쳐서 시험을 쳤다.

첫날 시험을 마치고 둘째 날 시험을 보러갔는데 첫 시간에 선생들이 김또준(김동순의 일본 발음)이가 누구냐고 나를 찾는 것이 아닌가? 뭐가 잘못 되었나 싶어서 얼마나 놀랐는지 모른다. 알고 보니 첫날 국어 시험에 내가 쓴 작문에 다들 놀라서 내가 누군지 보러 온 것이었다. 오늘 아침의 마음가짐, 오늘 아침의 마음, 느낌이라는 제목이었는데 내가 쓴 작문 내용은 기억나지 않지만 아마도 꿈같은 이야기를 쓴 것 같다.

초등학교 시절 내가 쓴 글을 선생님이 아이들 앞에서 낭독을 해주곤 해도 따로 예술적인 평을 들어본 적이 없어서 나는 내가 문학적인 재능이 있다는 생각을 해 본 적이 없었다. 요즘 부모들은 아이들의 재능을 어린 시절부터 발견해서 키워 주지만 우리 때는

* 김동순의 중국식 발음

일찍 재능을 발견할 수 있는 기회가 별로 없었다. 그래서 내가 작문을 잘한다는 생각을 해 본 적이 없었고, 붓글씨만 특별히 재능이 있는 줄 알았다. 그저 다른 공부도 잘하니까 쯔즈리까다(작문)도 잘하는 거라고만 생각했다. 그러다가 중학교 입학시험을 계기로 '내가 글을 잘 쓰는구나.' 하는 걸 알게 되었다. 그때부터 문학에 대한 흥미를 가지게 되었다.

이렇듯 인간을 변화시키는 계기라는 것이 참 신비롭다. 어떤 한 가지 사건이 계기가 되어서 사람의 인생에 극적인 변화가 오기도 한다. 그날 사건으로 깜짝 놀라기도 했지만 다른 한편 기가 살기도 했다. 부모를 포함한 어른들은 아무것도 아닌 걸로 아이들의 기를 죽일 수도 있으며, 그렇게 한번 기가 죽은 것이 안 풀릴 수도 있다. 반면에 사소하다면 사소할 수도 있는 어떤 계기가 한 사람의 기를 살리고 인생의 방향을 달라지게 할 수도 있기 때문에 그러한 계기라는 게 참 중요한 거 같다.

2등으로 만주 간도성 연길여자고등학교를 합격하여 부모님을 떠나 4년간 기숙사 생활을 하게 되었다. 어머니는 기숙사 생활을 하는 나에게 거의 일주일에 한 번씩 편지를 보내셨다. 만주에 와서 생활하는 조선 사람들의 교육 정도가 그다지 높지 않았고, 특히 친구들의 어머니들 중에 우리 어머니처럼 글을 하는 여성은 없어서 우리 어머니처럼 편지를 써 보내오는 분이 없었다. 어머니는 편지지 줄 바깥의 여백까지 빽빽하게 빈틈없이 편지를 썼다. 그것도 두 장씩 기계처럼 편지를 써 보내서 기숙사 생활을 하는 친구들이 우리 어머니의 편지를 보고 신기해했고, 그것을 읽는 것이 친구들 사이에 하나의 재미였다. 어머니 편지에 열심히 답장을 하면서 나는 자연스럽게 글 쓰는 연습이 돼서 평생 글 쓰는 것을 힘들어하지 않고 즐겨하게 되었다. 의협신문이나 동아일보 등의 청탁을 받고 쓴 글이 꽤 여럿인데 내가 그걸 꼼꼼하게 모아 두질 못하는 성격이라 다 흩어져 버리고 없다.

1학년 1학기 첫 가사 실습을 하다가 일산화탄소 중독으로 쓰러진 후로 가사 실습에서 면제가 되어서 좋았다. 저녁 10시가 되면 기숙사 불을 꺼야 하는데 소등 이후에도 이불 속에 후레쉬를 켜서 책을 읽곤 했다. 내가 소설을 읽고 있으면 김순덕이라는 선생님이 '저거는 문학소녀라 할 수 없다.' 고 하며 뭐라 하지 않고 봐 줬다. 『바람과 함께 사라지다』, 도스토예프스키의 소설, 『참새가 오는 날』 같은 일본 소설 등을 감명 깊게 읽었다.

옛날에는 경쟁이 없어서인지 공부를 뛰어나게 잘했고 책 보기를 좋아했다. 운동을 잘 해서 배구, 높이뛰기 선수를 했고, 학예회에서 연극, 무용도 하고 바느질을 하면 내 작품이 늘 전시가 되어서 팔방미인이라는 별명이 붙을 정도였다. 그런데 피아노를 만져본 일은 없다.

학교에 피아노가 한 대 있기는 했지만 아무도 못 만지게 했다. 3학년 때였던가? 하루는 이영숙이라는 아이하고 내가 강당에 가서 피아노로 아리랑을 치며 놀았는데 그 소리를 들었는지 마에카와라는 일본 교장이 당장 호출을 했다. "학교에서 속가를 칠 수 있느냐." 며 노발대발 화를 냈다. 그렇게 딱 한번 피아노를 만져 보고 그 후로는 못 만져 봤다. 그래서 피아노는 치지 못한다.

마에카와라는 일본 선생을 생각하면 지금도 치가 떨린다. 그는 매일 "조선인은 나쁘다."는 비난을 했고, 내가 반장을 맡고 있던 2학년 때 반장이 나빠 학급이 엉망이라고 구박을 해댔다. 지하에서 독립운동을 하면서 끝까지 창씨개명을 하지 않은 아버지 밑에서 자란 나는 마에카와 선생한테 반항적이지 않을 수 없었다. 전형적인 제국주의자였던 그는 창씨개명을 하지 않은 나를 뭐라도 트집 잡으려고 혈안이었지만 공부면 공부, 글씨면 글씨, 미술이면 미술, 운동이면 운동 모든 면에서 잘했던 나는 전혀 트집 잡힐 일이 없었다. 소위 일본 성으로 창씨개명을 안 했다는 것 외에는 별로 걸리는 일 없이 여고를 졸업했다.

가족과 떨어져 지냈지만 기숙사 생활이 힘들지는 않았다. 학교에서 잔심부름을 하며 기숙사를 관리하는 나이든 사람이 있었다. 다들 그를 중국말로 노왕(老王)이라고 불렀다. 중국 사람들은 남자의 성에 존칭의 의미로 노(老)자를 붙이는데 노왕은 미스터 왕 혹은 우리말로 왕씨라고 생각하면 된다. 나는 6학년 때 중국으로 가서 중국말을 배울 기회가 없어서 잘하지 못했는데 노왕이 나를 진동춘(김동순의 중국식 발음)이라고 부르며 귀여워했다. 색다른 중국 과자 같은 것이 생기면 챙겨두었다가 가져다주기도 했다.

3학년 때 글짓기에서 '죽음'이라는 제목의 글을 쓴 일이 있었다. 내가 쓴 글의 내용은 기억나지 않지만 선생님이 그 글을 돌려 줄 때 붉은 잉크로 추고(推考)라고 써 주었다. 추고는 '다시 생각해 보라, 더 생각해 보라.'는 뜻이다. 선생님은 내가 너무 심각하고 센티멘털하다고 생각했던 것 같다.

사실 나는 일찍부터 좀 심각한 소녀였다. 크게 염세적인 것은 아니었지만 좀 우울한 편이었다. 그렇지만 그 우울함이 요즘 정신과에서 진단하는 우울증과는 달랐다. 큰 고민은 아니라 하더라도 인생과 삶에 대한 여러 가지 고민이 많을 때라 소설도 그런 쪽으로 많이 읽었다. 어른이 되고 난 후 이런 저런 일을 겪다보니까 어떤 경우에 '아휴, 살기 싫다. 죽고 싶다.' 이런 생각을 한 일은 있지만 그 시절에는 회의적이고 부정적인 느낌은 있어도 심각하게 '살기 싫다', '죽어야 되겠다'는 생각을 해 보지는 않았다.

내가 그림을 잘 그리니 미술 선생은 무사시노라는 일본의 미술학교에 진학하라고 나를 꼬드기기도 했다. 하지만 미대에 갈 생각은 하지 않았다. 아버지는 내가 고등학교 때 철학 서적을 좋아하고 글 쓰는 것을 좋아하자 문학을 할까 봐 은근히 걱정을 하셨다. 여자도 전문적인 자기 일을 가져야 한다는 생각을 가지고 있던 아버지는 드러내놓고 의학전문학교에 진학하라고 말하진 않았지만 의사라는 직업이 현실성이 있고 생활이 보장이 되니 내가 의사가 되기를 바라셨던 것 같다.

나는 꼭 의사가 되고 싶었던 것은 아니었지만 집안에 아들이 없고 아버지가 의학전문학교를 바라고 계신다는 것을 짐작하고 있었기 때문에 당연히 진학할 것으로 생각했다. 아버지가 아들 없는 것에 대해서 뭐라 하거나 속상해하지 않고 나를 사랑해 주시는 것을 느끼고 있었기 때문에 나도 모르게 아버지에게 맞추게 되지 않았을까 싶다.

3

경성여자의학전문학교 시절

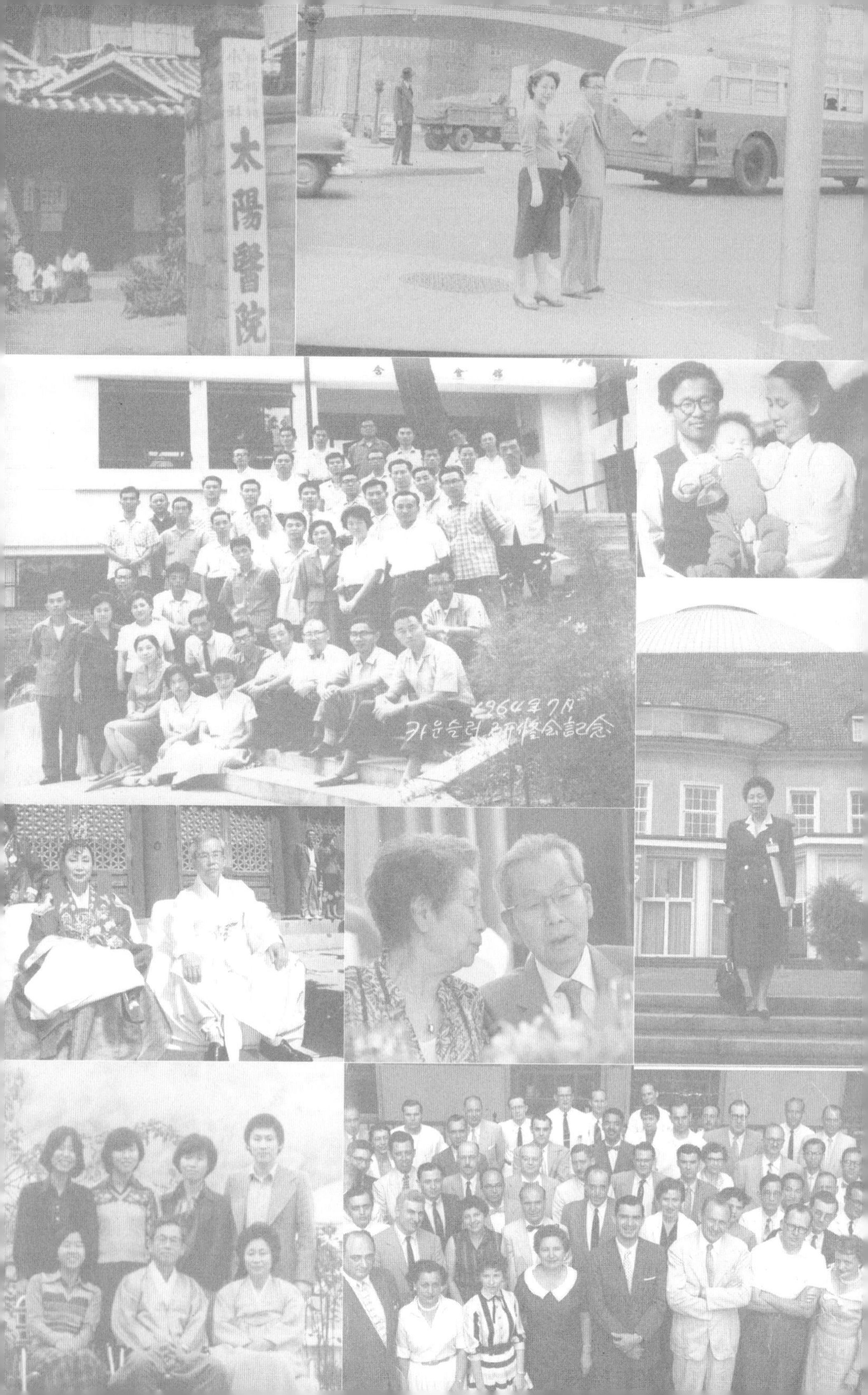
太陽醫院
1964年7月
카운슬러 研修会記念

우여곡절 끝에 입학하게 된 경성여의전

친일적인 행동으로 별 어려움 없이 살았던 사람들은 일제 강점기 일본 사람들의 침략성이나 한국 사람에 대한 정신적인 탄압을 다 모를 것이다. 그때 당시 뚜렷한 국가관을 가지고 민족성이나 자기 주체성에 대해서 심각하게 고민하고 그것을 지키려고 하는 사람들이 그렇게 많지는 않았다. 나는 어린 시절부터 항일운동하는 집안의 자손으로 갖은 어려움을 겪으며 다른 사람보다 훨씬 다양한 경험을 하며 살았다. 지금 사람들이 상상할 수 없는 시절을 보냈지만 그런 경험과 고민들이 나를 좌절시키기보다는 더욱 단단하게 성장하는 데 도움이 되어 나는 고난 속에서도 남보다 세상을 잘 살아왔다는 생각이 든다.

만주에서 다시 한국으로 올 때는 우여곡절이 참 많았다. 우리나라 사람들에게 교육의 기회를 박탈하기 위한 일제의 식민지 정책이 얼마나 지독했는지 지금 사람들은 상상하기 힘들 것이다. 당시 조선반도(일제의 표현을 빌려 말하자면)에 살고 있는 한국 학생들은 일본 유학이 가능하였으나 만주에서 고등학교를 다닌 나는 일본 국민이 아니고 만주 국민이기 때문에 일본에 있는 전문학교에 갈 수 없고 만주국의 유학생 자격으로만 갈 수 있었다. 내가 여고를 2등으로 졸업했으나 일본 유학을 위해서는 유학생 예비교를 가야만 했다.

내가 여고를 졸업하고 일 년 동안 다녔던 만주 국립 유학생 예비교는 만주국의 수도 신경에 있었다. 이 학교는 일본 유학생 자격을 따는 것을 목표로 하는 학교였기 때문에 만주 각지의 우수한 학생들이 모여 공부를 했다. 신경에서도 기숙사 생활을 했는데, 나 말고 한국 아이가 한 명 더 있었다. 그녀는 어려서부터 만주에서 살면서 중국 학교를 나와서 중국말도 잘했다. 나중에 한국의 사범대학으로 진학했다가 금방 그만두었다고 들었다. 우리 둘을 제외한 나머지는 다 중국 아이들이었다.

유학생 자격을 따기 위해 1년제 만주 국립 유학생 예비교를 마쳤으나 나는 또 다른 박해에 봉착해야만 했다. 유학생 예비교에서 1등에서 5등까지는 동경여의전 그다음은 대판여의전, 제국여의전을 성적순으로 보냈다. 일본 사람들이 얼마나 독한 사람들인지 내가 만주 국립 유학생 예비교를 2등으로 졸업했으나 "너는 만주 국민이지만 대일본제국의 신민이기 때문에 일본으로의 유학생 자격이 없다."고 하며 나의 일본 유학을 막았다. 표면에 나설 수 없는 아버지의 노여움은 물론 나의 실망은 하늘이 무너지는 것 같았으나 그래도 솟아날 구멍은 있었다.

내가 졸업하고 난 후 내가 다녔던 연길여자고등학교에 경성제국대학교 철학과 2회 졸업인 엄무현 교장(그분은 당시 창씨개명을 하지 않았다)이 부임을 해왔다. 그 분을 찾아가 일본 학교로 유학을 못 가게 하는데 어떻게 하면 좋으냐고 상의를 했다. 그 분은 자신이 당시 경성여자의학전문학교 미생물학 허규 교수와 대학 예과 동기이고 절친한 사이라면서 급하게 허 교수에게 전보를 쳐서 지원서를 보내라는 답을 받아 주었다.

일제는 조선인의 고등교육을 막는 억압적인 식민지 교육 정책을 펼치다가 3 · 1운동 이후 조선인들 사이에 고등교육에 대한 교육열이 높아져 민립대학설립운동이 전개되자 이를 무마하기 위하여 1923년 경성제국대학을 설립하였다. 이후 경성제국대학은 일제가 패망할 때까지 조선의 유일한 대학이었다. 1923년 당시 2년제의 예과가 개설되었고, 1926년 3년제의 법문학부와 4년제 의학부를 설치했다. 하지만 당시 학생과 교수 가운데 한국인이 차지하는 비율은 일본인에 비해서 상당히 낮았다. 엄무현 교장선생님과 경성여의전의 허규, 오진섭 교수 등은 경성제국대학 예과 동기들이었다.

부랴부랴 사흘 걸려 서울로 와서 원서 접수를 했다. 원서 접수가 오후 5시 마감인데 4시 반에 아슬아슬하게 원서 접수를 마친 나는 끝에서 두 번째의 수험 번호를 받을 수 있었다. 1944년 일가친척도 하나 없는 경성에서 종로 4가에 있는 여관에 묵으며 며칠 밤을 설쳐 가며 입학시험을 치렀다.

구두시험에 들어갔는데 다카쿠스라는 일본 사람이 교장이었다. 대동아공영권을 알고 있느냐고 물었다. 대동아란 동아시아에

동남아시아를 더한 지역을 이르는 말로 대동아공영권의 요지는 아시아 민족이 서양 세력의 식민지배에서 해방되려면 일본을 중심으로 대동아공영권을 결성하여 아시아에서 서양 세력을 몰아내야 한다는 것이다. 나는 그 당시 내가 알고 있던 대로 대답을 했다. 거기까지는 좋았는데 다시 황국신민서사를 외워 보라고 했다.

당시 교육칙어(교육에 관한 칙어)라는 것이 있었는데 나는 교육칙어는 알고 있었지만 1937년 만들어진 황국신민서사에 대해서는 아는 바가 없어서 대답을 할 수 없었다. 나는 틀림없이 불합격할 것이라고 생각했는데 합격이 돼서 놀랐다.

지금도 다카쿠스라는 그 일본인 교장에게 고맙게 생각하는 것은 철저한 일본 사람이지만 한국 사람이라고 정치적인 이유로 차별하는 것이 없었다는 점이다. 그 사람은 아마 완전한 군국주의자는 아니었는지도 모르겠다. 키가 자그마한 사람이었는데 지금도 고맙게 생각된다. 군국주의자라 할지라도 지식인들은 어떤 면에서 상식적인 주관을 가지고 있구나 하는 생각을 했다.

또 한 가지 기억나는 것은 국어 시험에 '하늘'이라는 제목을 주고 작문을 하라는 것이 나왔다. 시험을 치고 나오니까 다른 학생들은 전부 전쟁에 관한 것, B29에 관한 것, 대동아전쟁에 대해서 썼는데 나는 다 알고 있는 것이었음에도 불구하고 그런 건 꿈에도 생각 안 하고 꿈같은 이야기, 센티멘털한 이야기만 쓴 것이다. 그걸 어디다 이야기할 수도 없고 보나마나 나는 절대로 합격할 수 없을 것이라고 생각했다. 그래서 시험을 치고 나서 발표도 보지 않고 만주로 돌아가 버렸다.

합격할 거라는 기대는 전혀 하지 않은 채 북만주에 가 있으니 하루는 입학을 취소해도 되겠느냐는 전보가 왔다. 경성여의전 미생물학 허규 교수와 마찬가지로 엄무현 선생의 예과 동기였던 약물학 오진섭 교수가 전보를 친 것이었다. 합격을 했는데 내가 오지 않으니 입학을 취소해도 되겠느냐고 확인하는 내용이었다.

허규 교수나 오진섭 교수는 지금 생각해도 참 감사한 마음이 든다. 그들은 당시 연길여자고등학교의 교장이던 엄무현 선생과 예과 동기라는 인연으로 생면부지의 나에게 신경을 써 준 것이지만 단지 그것이 전부가 아니라 그들의 마음속에 민족사상과 인간에 대한 정이 있었기 때문에 가능한 일이었다고 생각한다.

엄무현 교장이 가겠다고 전보를 쳐 주어서 급하게 서울로 왔다. 합격통지서는 내가 서울로 떠난 뒤에야 도착했다고 한다. 그래서 만주 생활 5년(여고 4년, 유학생 예비고 1년)을 접고 우여곡절 끝에 1944년 경성여자의학전문학교에 입학하게 되었다.

경성여자의학전문학교

일제 강점기 국내에는 여성을 위한 의학교육기관이 전무하다시피 했다. 1916년 4월 정식인가를 받은 경성의학전문학교에 청강생 자격으로 소수의 여학생들이 있었고 일본 유학생 출신 여의사들이 소수 배출되었다. 여성의 사회 참여와 여자 의사의 필요성을 강조해 온 닥터 Hall이 동대문 부인병원에서 친분이 두터워진 길정희(吉貞姬)와 상의하여 1928년 9월 24일 여자의학강습소를 열게 되었다.

하지만 경성여자의학강습소는 정식 학교가 아니라서 매년 총독부 학무국에 설립 허가 신청을 해야 했다. 또 닥터 Hall이 1933년 68세로 은퇴하고 귀국하게 되어 길정희가 닥터 Hall로부터 강습소 운영을 위임받았다. 여러 가지 사정으로 강습소 운영이 불가능해지자 길정희와 남편 김탁원이 여자의학강습소를 여자의학전문학교로 승격시키려고 애를 썼다. 하지만 한국인을 위한 고등교육기관을 위험시하던 총독부의 태도는 극히 냉정하여 강습소 지속도, 전문학교로의 승격도 어려웠다. 강습소가 전문학교로 승격이 좌절되었고 폐쇄되기에 이르렀지만 김탁원, 길정희 부부의 여성

교육, 특히 여자의학교육에 대한 열성적인 노력은 사회에 큰 호소력을 가졌을 것이고 전문학교설립에 큰 동기를 부여하였다고 할 수 있다.

강습소가 중단된 수년 후 호남 순천의 큰 부자였던 김종익(金鍾翊, 아호 友石)은 1935년 폐결핵으로 딸을 잃고 우리나라 여성의 의학교육의 필요성을 절감하게 되었다. 그는 타계하기 전 유언으로 여자의학전문학교 설립을 위해 70만 원을 기부하였다. 그의 별세 후 미망인 박춘자 여사가 발기유지들과 의논하여 모자라는 액수를 총독부에 간청, 일본 학생을 일정 인원 입학시킨다는 조건하에 수십만 원의 원조를 받을 수 있었다.

1938년 경성여자의학전문학교가 창립되었고 동년 5월에 제1회 입학생을 모집하였다. 경성여자의학전문학교는 1948년 대학(서울여자의과대학)으로 승격하였고, 1957년에는 남녀공학으로 개편하여 수도의과대학으로 교명을 변경하였으며, 1966년 12월 우석대학교 의과대학, 1971년 12월 고려대학교와 병합하게 되었다.

경성여자의학전문학교 설립에 있어서 김종익의 공헌을 특히 강조하고 싶다. 김종익이 자산을 기부해서 학교를 세운 것은 대단한 의미가 있다. 여성의 의학교육을 위해서 자기 재산을 내놓은 것은 어느 누구도 쉽게 생각하지 못할 대단한 결단이며 우리나라 여성의 의학교육에 큰 기여를 한 것이다.

경성여자의학전문학교 설립에 있어서 김종익뿐만 아니라 우리 윗대의 의사들로 서울시내에 개업해 있던 김성진 등 유명한 의사들이 큰 공을 세웠다고 생각한다. 그들은 표면적으로는 항일운동을 하지 않았으나 항일의식이 강한 사람들이었다.

그 당시 대학은 경성제국대학 한 곳뿐이었고, 나머지는 전부 전문학교였다. 경성여자의학전문학교는 5년제였으며, 당시 제국대학을 포함한 모든 전문학교 중에 남녀공학은 없었다.

내가 경성여의전에 입학하기 수년전까지는 일본으로의 유학이 비교적 수월해서 동경여의전 출신의 여의사들이 꽤 있었다. 전쟁 말이 되어 가면서 일제는 1943년 제4차 교육령을 공포한다. 이를 통해 우리나라의 모든 고등교육기관이 교육을 위한 순수한 목적을 수행하기보다는 전쟁에 필요한 인력을 양성하기 위한 곳으로 변질되고 말았다.

내가 경성여의전에 입학할 무렵 일제는 조선 학생들이 일본으로 유학 가는 것을 제한시켰고, 국내의 전문학교도 격하시켜서 이화여자전문학교와 숙명여자전문학교도 일 년제 지도원 양성소가 되었다. 그래서 내가 경성여의전에 입학하던 해와 그 일 년 전후로 진학의 길이 막힌 우수한 인재들이 우리 학교(경성여의전)로 많이 몰려서 우리 학교의 입학경쟁률이 꽤 높았다. 지금처럼 학교가 많지 않았고, 또 학교가 있다 해도 한국인 학생들의 입학은 제한이 되어 있어서 당연한 일이다.

경성여자의학전문학교는 일본인 여학생의 입학을 받아 준다는 조건하에 총독부로부터 설립인가를 받았다. 그래서 일본인 학생과 함께 공부를 했다. 일본 아이들이라고 해도 주로 동경이나 대판(오사카) 쪽에서 온 아이들이 아니라 일본의 서쪽 지방 아이들이었던 것 같다. 한국 학생들은 대부분 우수한 학생들이 입학을 한 것에 비해 일본에서 온 학생들은 우리보다 공부를 못하는 아이들이 많아서 일본 학생들이 대부분 낙제를 맡아 놓고 했다. 일본에도 동경여의전, 제국여의전, 대판여의전 등이 있는데 굳이 한국으로 온 것을 보면 일본 학생들은 한국 학생들에 비하면 확실히 지적으로 쳐지는 학생들이었고, 학교 안에서 발휘할 능력이 적었다. 2학년 때 해방이 된 후 그들은 일본으로 돌아가야 했기 때문에 그들과 교류할 기회는 별로 없었다.

경성여자의학전문학교는 예과가 없이 1학년부터 5학년까지 있었다. 해방 전에는 모든 수업이 일본어로 진행되었다. 5년제였으나 해방 등의 사건으로 졸업을 3월에 하지 못하고 나는 1949년 6월 18일 5년 4개월 만에 졸업을 했다.

해방 전에는 일본 사람들이 경성제국대학의 교수 자리를 차지하고 있어서 한국 사람은 아무리 우수해도 스태프로 남아 있을 수가 없었다. 경의전(경성의학전문학교)이 있었지만 이는 일본 사람들이 세운 학교라 일본 사람, 친일파들이 차지하고 있었다. 제국대학에서 수련을 마치고 스태프로 남을 수 없었던 이들이 갈 곳은 우리 학교, 즉 경성여의전밖에 없었다. 그래서 스마트하고 민족사상이 투철하기도 했던 제국대학 출신들이 그 당시 주로 여자의전에 교수진으로 와 있었다.

특히 기억이 나는 분들은 미생물학 허규 교수, 약물학 오진섭 교수, 생리학 이종륜 교수, 병리학 이재구 교수 등이다. 이분들은 해방과 동시에 도로 서울대학교로 가서 활약을 했다. 그래서 해방 직후 여의전의 교수진이 거의 비다시피 하는 일이 벌어지기도 했다.

미생물학 허규 교수는 상당히 천재적인 사람으로 강의할 때 보면 전혀 막힘이 없었다. 입학 후에도 허규 교수와 약물학 오진섭 교수 두 분은 입학 전 엄무현 교장 선생님과의 인연과 입학이 취소될 뻔 한 상황에서 나에게 전보를 쳐 준 사연으로 특별히 가깝게 느껴졌다. 게다가 입학할 때 보증인이 필요했는데 오진섭 교수가 나의 보증인이 되어 주어 심적으로 힘이 되었다. 허 교수는 정말 브라이트한 사람인데 6 · 25 때 유탄에 맞아 죽고 말았다.

해부학의 이명복 교수는 주로 골학을 담당했는데 그림을 무척 잘 그렸다. 특히 그를 기억하는 것은 내가 여의전 시절 배구 선수였는데, 이명복 교수가 배구부 지도교수였기 때문이다. 키도 크고 천하의 미남이었던 그는 나중에 서울대를 은퇴한 후 한의학도 했다.

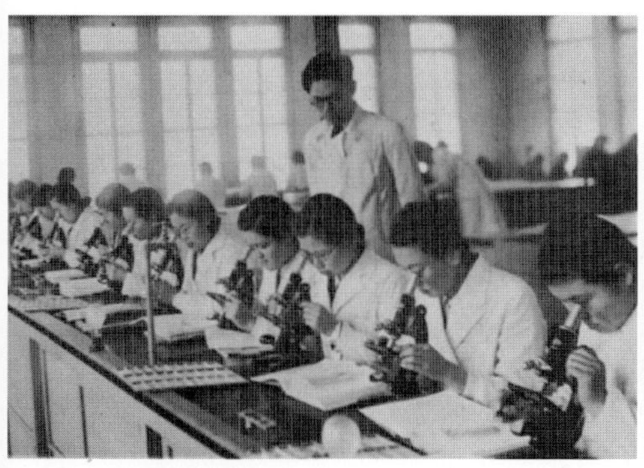
조직학 실습(1942년)

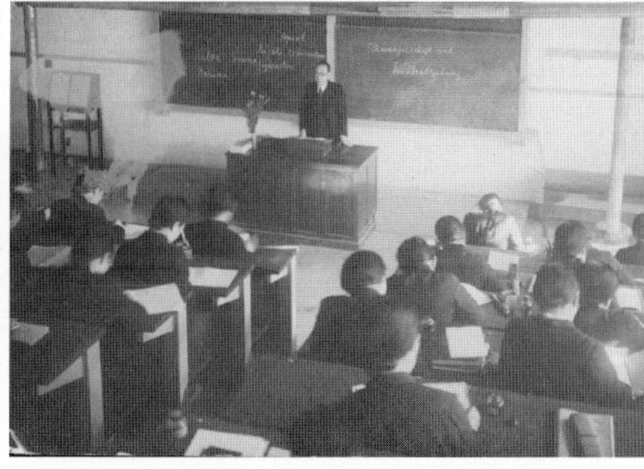
1940년대 수업장면

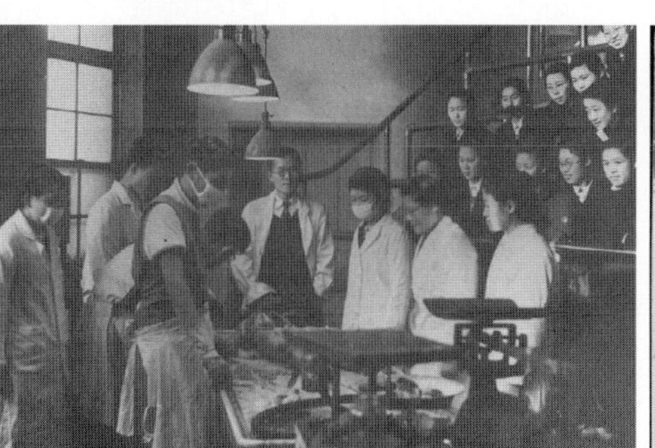
해부학 실습(1943년)

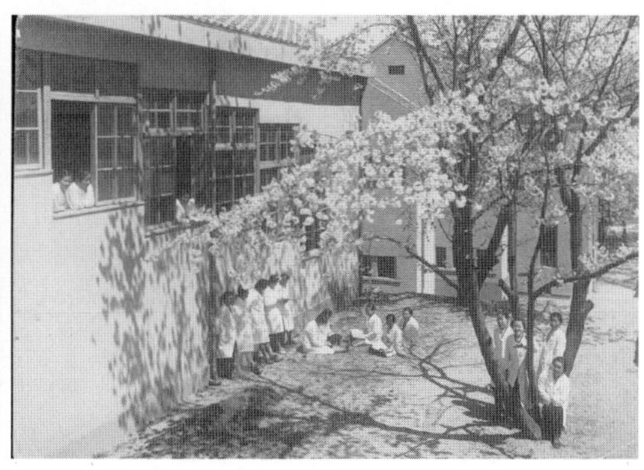
1940년대 경성여의전 교정

위의 사진들은 고려대학교 의과대학 교우회 홈페이지에서 옮겨실은 사진들이다.

기대에 미치지 못했던 여의전 생활

가족은 북만주에 남은 채 나만 서울에 온 1944년 초는 전차가 교통수단이었다. 내가 어려서 살던 서울은 따뜻하고 깨끗하고 정겨웠으나 어른이 돼서 돌아온 서울은 어릴 때와 같지는 않았다.

지금 혜화동 로터리에 있는 아남 아파트가 당시 여의전이 있던 곳이다. 그때 당시 명륜동 2가 3가 쪽에 하숙집들이 있어서 그곳에서 하숙을 하기도 하고 어머니의 사촌이 명륜동에 살고 있어서 그 집에서 좀 머물기도 했다.

여의전 시절 우리 학교 전체에서 나를 포함한 두 명이 창씨개명을 하지 않았다. 다른 한 명은 우리 학교를 세우도록 기부를 했던 창립자 김종익의 셋째 딸 김기수였다. 오누마라는 교련 선생이 있었는데 기수는 교주 딸이라 뭐라 하지 못하고 나에게는 사사건건 트집을 잡았다. 학교에서 정한 머리 모양은 뒤에서 한 번 틀어올려 핀을 꽂는 것이었는데 입학 당시 나는 단발머리를 하고 있었다. 그는 단발인 내 머리를 잡아당기며 "니 머리는 왜 이렇게 안 자라느냐."라고 구박을 하거나 내가 만주에서 입고 온 바지를 가지고 트

집을 잡기도 했다. 하지만 그 당시에도 나는 할아버지, 아버지에 대한 긍지가 살아 있어 화가 나기는 했지만 기는 죽지 않았다.

딸이 집에서 멀리 떠나 혼자 학교를 다녀야 하는 것에 대해서 아버지는 아무런 반대를 하지 않고 말없이 격려해 주셨다. 아버지는 일제 강점하에서 한국인이 친일을 하지 않고도 자기 능력대로 살아갈 수 있으려면 의사처럼 자영업이 가능한 직업이 낫다고 생각하셨다. 나 역시 학창시절에 문학을 좋아하고 잘 했지만 으레 의사가 되는 걸로 생각해서 전혀 갈등이 없었다.

그러나 막상 의과대학에 들어간 후에 갈등을 겪었다. 그것은 학교가 나의 기대와는 거리가 멀다는 것이었다. 나는 여고시절 문학을 좋아하고 글을 잘 써서 전문학교에 대한 기대와 이상이 높았다. 하지만 막상 입학하고 보니 학교의 교육은 만족스럽지 않았다. 그 당시의 교육은 지금 생각해 보면 너무나 비현실적이었다. 학교 분위기도 처음에는 실망스러웠다.

전문학교라는 것이 상당히 수준 높을 것이라 기대했으나 막상 와 보니 그렇지 않았다. 한국에서 고등학교를 졸업하고 여의전에 입학한 학생들이 공부 점수로는 우수한 애들이 많았지만 일제의 압박 속에서 교육을 받은 애들이라 그런지 정서적으로는 많이 억압이 되어 있었다. 일제 강점기, 특히 전쟁 말이라 획일화 되어 있는 느낌이었다. 다르게 표현하면 멋이 없었다.

나도 그런 면이 없지 않았겠지만 만주에서 10대를 보낸 나는 국내에서 지낸 아이들보다는 덜 억압되고 자유로움을 경험할 수 있었다. 아버지의 항일운동으로 일제의 탄압을 피해 다녀야 했던 것 때문에 겁이 많은 성격이 형성되었지만 반면에 그런 경험들이 긍정적으로 영향을 주기도 한 것 같다.

만주에서의 생활이 나에게는 두려운 면이 있었지만 세상을 보는 시야가 넓어지고 국제적인 감각을 가질 수 있었다. 신경의 유학생 예비교는 만주에서 우수한 애들만 몇 십 명 모여서 교육을 받던 곳이라 전문학교에 대한 나의 기대를 높이는 데 한몫했다. 그런데 학교의 현실은 내가 품었던 전문학교에 대한 환상에 영 못 미쳤다.

1학년 1학기를 마치고 여름방학이 시작되자 학교생활에 대한 실망을 안고 집으로 돌아갔다. 방학이 끝나도 다시 학교로 돌아가고 싶은 마음이 들지 않았다. 아버지는 그런 나를 보고 아무런 강요도 하지 않고 그저 지켜만 보셨다.

다시 학교로 돌아갈 생각을 하지 않고 지내고 있는데 박정재라는 친구가 '2학기 중간고사 날짜가 발표되었는데 빨리 오라.'고 전보를 쳤다. 그 전보를 받고 아버지도 '맘에 안 든다고 해서 지금 다른 학교로 갈 수 있는 형편도 못되니 다시 돌아가는 것이 나을 것 같다.'는 말씀을 하셨다. 나도 아무런 대안이 없었기 때문에 마음을 고쳐 학교에 돌아가야겠다고 결심하고 부랴부랴 학교로 돌아왔다.

학기가 벌써 시작되어 있어서 수업 진도는 꽤 많이 나가 있었다. 노트 필기도 안 되어 있어 하는 수 없이 친구들의 노트를 빌려

대충 공부를 해 시험을 쳤고, 다행히 재시험에는 걸리지 않았다. 아마 그 친구가 전보를 보내지 않았다면 학교를 마치지 못했을지도 모른다.

김기수는 나와 동급생이었으며 참 친했다. 인물도 좋고 성격도 좋았고 머리가 좋아 공부도 곧잘 하는 아이였으나 기수의 어머니(박춘자 여사)가 당시 중국에서 귀국한 독립군 장군과 기수를 결혼시키는 바람에 기수는 학업을 중단하고 말았다. 만약 그러지 않았으면 우리 학교가 고려대학교로 넘어가지 않았을지도 모른다. 경성여자의학전문학교는 아주 힘들게 만들어진 뜻깊은 학교인데 김종익 사후에 가세가 기울면서 학교가 다른 사람 손에 넘어가게 된 것이 아쉽고 가엾다.

기수뿐만 아니라 당시 결혼이나 여러 가지 일로 학교를 끝까지 못 마치는 사람들이 꽤 있었다. 특히 우리 다음에 학교를 다닌 후배들은 6 · 25전쟁으로 학업을 못 마치고 중도에 그만둔 경우가 더 많았다. 내가 입학하던 해에 60명이 입학했지만 해방되었을 때 일본 학생들은 일본으로 돌아가고 40여 명이 졸업했다. 동기 중에 현재 십여 명 정도가 생존해 있지 않을까 싶다. 그들과도 못 만난 지 3~4년 정도 된 것 같다(2016년 6월 당시).

일본 학생들과 같은 교실에서 공부를 해서 서로 간단한 의사소통은 했지만 나는 일본 학생이랑 그리 친하게 지내지는 않았다. 그렇다고 드러내놓고 반목했던 것도 아니었다. 내가 가장 친했던 친구는 박호순과 이은영이었다. 셋이 하도 붙어 다녀서 삼바가라

스(さんばがらす)라고 불렸다. 같이 몰려다니는 것을 일본말로 삼바가라스라고 한다. 삼바는 세 날개라는 말이고, 가라스는 까마귀 혹은 까치를 뜻하는 말이다.

이은영은 경기여고를 졸업하고 아버지가 목사였으나 경성여의전 재학 당시에는 아버지는 이미 돌아가셨고 어머니만 살아계셨다. 이은영은 점잖고 말수가 적은 친구였다. 박호순은 아버지가 피아노상을 했던 굉장히 부유한 집안의 딸로 음대 다니는 여학생들보다도 피아노를 더 잘 쳤다.

졸업할 때 이은영이 일등, 박호순이 이등으로 졸업을 했다. 나는 성적이 나쁘지는 않았지만 2학년 때 결핵으로 몇 달간 학교병원에 입원을 하는 바람에 수업을 제대로 듣지 못했고 시험을 잘 못 치는 바람에 일이삼등에 들지는 못했다.

현대의 디오게네스

2학년인 1945년 8월 15일 제2차 세계대전이 끝나고 서울에서 해방을 맞이하게 되었다. 앞에서도 이야기했듯이 이은영은 나와 둘도 없는 단짝 친구였다. 둘이 다 단발머리를 하고 하도 붙어 다녀서 서울대학교 의과대학 남학생들이 빛과 그림자라고 할 정도였다.

해방 전후 우리 가족이 만주에서 나오기 전, 나는 생활이 곤란했던 때가 있었다. 그래서 해방 무렵에 나는 이은영의 언니 집에서 지내고 있었다. 이은영의 언니 집은 혜화동 경신학교 넘어오는 쪽에 있었는데 그 집에서 해방 소식을 듣게 되었다.

8월 15일 낮 12시 천황이 담화를 발표한다고 해서 이은영과 함께 대문 밖 수풀에 앉아서 라디오를 들었는데 그것이 바로 일본 천황의 항복 방송이었다.

해방 후 일본 제국주의로부터 해방된 기쁨과 흥분으로 사람들이 며칠 동안 태극기와 깃발을 들고 총독부 앞으로 뛰어다니고 했다. 나도 친구들과 어울려 사람들의 대열에 합류해서 해방의 기쁨을 함께 누렸다. 그때 서울 분위기는 굉장했다. 축제 같은 분위기였다. 다른 한편 일본 사람들은 쫓겨 가고 친일파 등의 문제로 서로 해치는 등 살벌하고 위험한 면도 있었다.

해방이 되고 난 후에도 우리 가족은 여전히 중국에서 돌아오지 못해서 나는 친구 이은영의 집에서 신세를 지며 어렵게 학교를 다녀야 했다. 그런데 원래 몸이 약한 편이었던 나는 2학년 말 즈음에 미열이 나고 아파서 진찰을 해 본 결과 폐결핵이라고 판명이 나서 입원을 하게 되었다. 석 달을 입원해 있는 바람에 2학년 2학기에는 제대로 수업을 들을 수가 없었다. 다행히 제 날짜에 시험을 못 치른 사람을 위해 추가 시험제도가 있었는데 출석일수가 모자랐지만 선생님들께 사정을 해서 추가 시험을 치르고 유급을 모면했다. 그 이듬해 우리 가족은 고국으로 돌아왔고, 드디어 함께 살 수 있게 되었다.

일본 제국주의에서 해방된 후 한국인 학생들은 학교 내외 활동들이 훨씬 자유로워졌고 창의적인 활동도 할 수 있게 되었다. 여전히 의학공부에는 재미를 가지지 못했고 암기를 좋아하지 않았지만 재시험에 걸리지 않을 정도로는 공부를 해놓고 연극, 문예 등에 활발한 활동을 했다.

3학년이던 1946년 〈현대의 디오게네스〉란 단막극을 초연으로 해서 1947년 미국 작가 시드니 킹스리의 〈백의의 사람들〉, 1948년 러시아 작가 안톤 체호프의 〈백부 와냐〉 공연에 참여하게 되었다. 여고 시절 학예회 때 연극을 해 보긴 했지만 연극에 대해서 별로 생각해 본 적은 없었다.

내가 연극에 관심을 가지게 된 것은 라디오를 통해서 해방 소식을 함께 들었던 단짝 친구 이은영이 나를 주인공으로 염두에 두고

〈현대의 디오게네스〉라는 단막극을 창작해서 무대에 올린 것이 계기가 되었다. 이은영은 항상 1등을 할 정도로 학업도 우수하고 글재주도 좋았다.

디오게네스는 거지 철학자인데 알렉산더 대왕이 찾아와서 필요한 게 뭐냐고 물으니 햇볕이 필요하니 비켜 달라고 하는 내용이다. 처음으로 무대에 올린 이 단막극에서 나는 디오게네스 역할을 맡아 열연을 했고 알렉산더 대왕 역할은 동기 중에 안송희라는 친구가 했다.

나는 지금은 말을 좀 하는 편이지만 그 당시에는 말수가 없었다. 초등학교를 4군데나 옮겨 다니고 칼 찬 순사들이 아버지를 잡으러 오고, 일본 성으로 바꾸지 않아 학교에서는 일본 교관으로부터 시달림을 당해야 하는 불안함 속에서 살아야 했기 때문에 비록 공부도 잘하고 다방면에 재주가 많았지만 명랑하게 남과 수다를 떨기보다는 말이 없는 심각한 성격이 된 것 같다. 경쟁심이 없다 보니 남의 사생활에 관심이 적어서 듣고도 잊어버리는 편이다. 누가 무슨 옷을 입었는지 세세한 것에 관심도 없고 잘 기억하지 못하는 성격이라 어떻게 보면 냉정하게 보일 수도 있다.

이런 나를 보고 절친한 친구 이은영이 영감을 얻어 〈현대의 디오게네스〉를 쓴 것이다. 그렇게 해서 생각지도 않던 연극을 처음으로 하게 되었는데 반응이 무척 좋았다. 이후로 연극에 관심이 생겨서 차례로 〈백의의 사람들〉과 체호프의 작품 〈백부 와냐〉를 공연하게 되었다.

연극의 매력은 자기가 분하는 사람의 심정과 캐릭터에 빠져든다는 것이다. 나는 겁이 많은 사람임에도 불구하고 무대에 오르는 것에 대해서는 부끄럽다거나 떨린다고 느낀 적은 없다. 여고 시절에도 운동을 잘해서 도 대표 선수권을 가지고 있을 만큼 높이뛰기 선수로 활약을 했고, 학예회에서 연극도 해서인지 무엇을 하든지 내가 잘못하면 어떡하나 하는 걱정을 해 본 적이 없다.

1947년 봄 〈백의의 사람들〉을 공연할 때는 국어교사 조지훈 시인의 주선으로 극작가 함세덕 씨와 그가 소개한 연극인 박학 씨의 도움을 받았다. 〈백의의 사람들〉에서 나는 철학자 레빈 역할을 맡았다. 여학생들만 다니는 학교라 남자 역할도 여학생들이 했다.

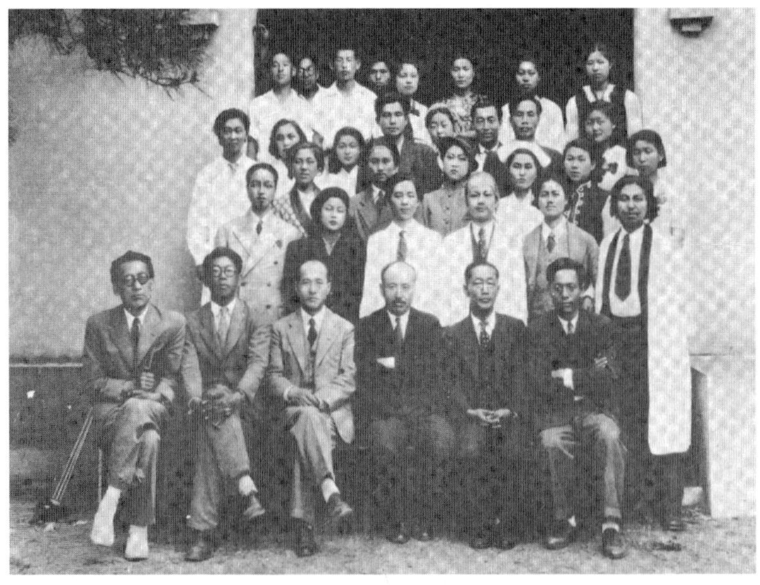

백의의 사람들(1947년 5월) 앞줄 맨 왼쪽이 국어교수였던 조지훈 시인, 두 번째 줄 왼쪽에서 세 번째 하얀 옷을 입은 사람이 우리나라 여자 해부학 1호인 라복영 선생이고 그 뒷줄 라복영 선생 약간 왼쪽에 양복을 입고 있는 사람이 철학자 레빈으로 분한 나

원래 내 성격이 외향적이지는 않지만 뭔가를 하면 대강하지 않고 섬세하고 철저하게 해내는 면이 있었다. 내가 태어나기도 전에 합방에 항거하다 옥살이 끝에 돌아가셔서 얼굴을 알지 못하는 할아버지와 그분의 아들답게 평생을 항일지하운동으로 형무소 살이와 국내외를 전전하던 아버지 밑에서 자란 나는 제법 한줄기 자존심과 추진력도 조금 있었다.

5학년이던 1948년에는 문예부장을 맡고 있었고 안톤 체호프의 〈백부 와냐〉를 공연하였다. 이 연극 역시 박학 씨가 연출을 맡았다. 나는 주인공 와냐의 애인 엘레나 역를 맡아서 무대에 올랐다. 일간지에 호평을 받기도 했지만 연극 공연을 마친 후 나는 필동에 있는 헌병대에 불려가서 하룻밤 자고 나와야 했다.

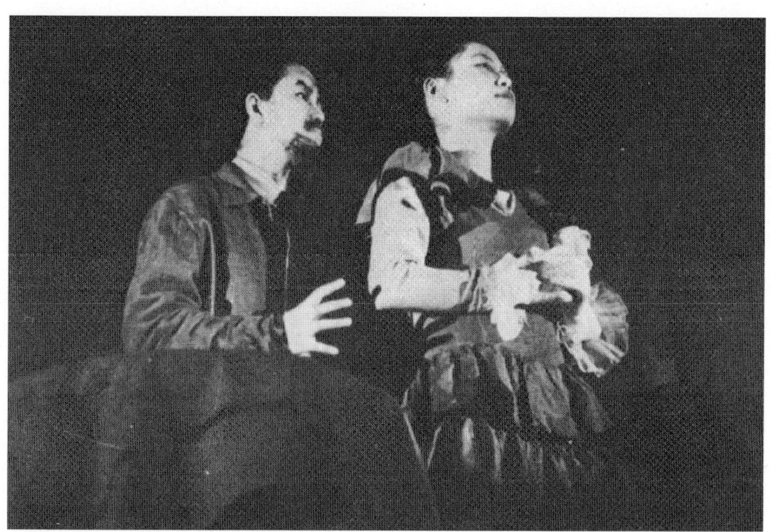

백부 와냐(1948년) 오른쪽이 와냐의 애인 엘레나 역을 맡아 연기하고 있는 나

해방 후 좌우가 갈릴 때라 학생들 중에서도 좌경한 학생들이 있었고 극우분자들도 있었다. 우리 학교는 좌우 분열의 분위기가 전혀 없었는데도 소련 작가의 작품을 무대에 올리는 것이 혹시 좌경해서 그런 것이 아닌지 의심을 받았던 것이다. 겁이 났지만 그때는 이미 내가 어른의 나이가 되어 있었고, 그 사람들이 그렇게 무례하지는 않아서 어린 시절 아버지를 잡으러 온 일본 순사들만큼은 무섭지 않았다.

좌익도 문제지만 극우분자들도 문제였다. 나는 좌익은 아니었지만 극우분자들을 싫어했다. 극우분자들이 좌익이라는 이유로 사람들을 박해하며 날뛰던 모습 때문에 그들이 그다지 긍정적으로 보이지 않았다. 꼭 그런 것은 아니지만 당시 아주 스마트하고 괜찮은 사람들이 좌익인 경우가 많았다. 일제 강점기 말에는 꼭 정치적으로 좌경해서 좌익이 아니라 새로운 사상이라는 면에서 공산주의 사상에 끌렸던 사람들이 많았다. 그 당시의 극우분자는 어떻게 보면 일제 강점기의 친일파랑 비슷했다고 볼 수 있다. 새로운 변화에 흥미가 없는 사람들이라고 할 수 있다.

당시 활동하던 서북청년회가 극우단체의 대표적인 예이다. 서북이라는 것이 평안도를 칭하는 말인데, 이것을 보면 알 수 있듯이 극우분자들은 고향이 이북인 사람들이 더 많았던 것 같다. 아마도 삼팔선 이북이 김일성에 의해서 공산화되는 것이 마땅치 않아 월남한 사람들이라 이남에서 극우분자가 되었으리라 생각한다.

문학에의 몰입

내가 문예활동에 관심을 갖게 된 것은 조지훈 시인에게 영향을 받은 면도 있다. 1946년 박목월, 박두진과 함께 『청록집』이라는 시집을 발간하여 청록파라는 이름을 얻게 된 조지훈 선생은 일제 강점기 월정사에 숨어서 지내다 해방이 되면서 세상으로 나와 우리 학교에 국어 선생으로 오게 되었다. 후에 우리 학교가 고려대학교와 합병되기 전에 고려대학교로 옮겨가 문학과 교수로 재직했다.

조지훈 선생은 키가 크고 말은 없었지만 멋쟁이였다. 작문 시간이면 조지훈 선생이 잘 된 글을 골라 학생들 앞에서 읽어 주었는데 내 작품이 여러 차례 읽혀진 것이 계기가 되어 친하게 되었다.

지나칠 정도로 감상적이고 몽상가이기도 했던 나는 국어 교수인 조지훈 선생의 영향을 받아 당시 대학생들에게 활발해진 문예활동에 관심을 가지게 되었다. 재미를 못 가진 의학공부였지만 재시험에 걸리지 않을 정도는 해 놓고 점차 문학에 몰입하게 되었다. 또 조지훈 선생이 국어 선생으로서 연극부 활동을 지도하게 되면서 더욱 가깝게 지내게 되었다. 우리나라 여자 해부학 1호이

자 나의 경성여의전 2년 선배인 라복영 선생도 글을 잘 쓰고 함께 연극을 해서 나와 마찬가지로 조지훈 선생과 가까이 지냈다.

나는 워낙 시를 좋아해서 예전에는 김소월, 김기림 같은 좋아하는 시인의 시가 머리에 많이 들어 있었는데 지금은 나이를 먹어서 많이 잊어버렸다. 하지만 조지훈 시인은 원체 가까이 지내서 아직도 그의 시 「낙화」는 머릿속에 남아 있다.

꽃이 지기로소니 바람을 탓하랴
주렴 밖에 성긴 별이 하나둘 스러지고
귀촉도 울음 뒤에 머언 산이 다가서다.
…(중략)…
묻혀서 사는 이의 고운 마음을
아는 이 있을까 저어하노니
꽃이 지는 아침은 울고 싶어라……

1948년 문예부 사업으로 조지훈 교수의 자문과 문예부 담당이던 김영택 교수의 지도로 『여의대』라는 최초의 학생 문예지를 창간하였다. 그 책에 나는 허심(虛心)이라는 필명으로 '손'이라는 제목의 시를 싣기도 했다. 문예지 활동에 큰 보람을 느꼈고 이 문예지가 계속되기를 기대하였으나 『여의대』는 창간호를 마지막으로 중단되고 말았다. 1950년 6·25전쟁으로 학교의 모든 도서가 없어졌고 개인의 도서도 잃어버려 환도 후에는 그 책을 찾아볼 수 없어 아쉽기 짝이 없다.

당시 대표적인 연극단체로 서울대 학생들이 주도적으로 이끌었던 전국학생극예술연맹 〈학막(學幕)〉과 유치진이 주축이 돼서 결성한 극단 〈신협(新協)〉이 있었다. 나는 그런 단체에는 소속되어 있지는 않았지만 '학막'과는 관계를 했었다.

'매미'라는 시를 동아일보에 발표하기도 했다. '매미'의 전문을 기억할 수는 없지만 한여름 매미의 왱왱 우는 울음소리가 마치 절규처럼 들리는데서 영감을 얻어 "해탈의 노래를 부르노라."라고 적었던 구절이 기억이 난다.

안톤 체호프는 내가 좋아하는 러시아의 작가인데 의사이면서 문학가이고 극작가이다. 나는 그의 심각한 점이 좋았다. 시는 라이너 마리아 릴케나 독일, 구라파 작가의 시를 좋아했지만 문학 대작은 도스토예프스키나 톨스토이 등 러시아 작가를 따라갈 사람이 없다고 생각한다. 투르게네프도 내가 좋아했던 작가 중의 한 명이다.

여학교 때는 기숙사에서 이불을 뒤집어쓰고 일본 소설을 많이 읽었다. 일본 소설이 재미가 있다면 러시아 소설은 뭔가 궁금함에 끌려서 자꾸 보게 되는 면이 있다. 러시아 문학이 가지고 있는 대륙성이 굉장한 면이 있다.

나는 톨스토이보다 도스토예프스키를 더 좋아했고, 일본 작가 중에는 기쿠치 강보다 아쿠다가와 류노스케를 더 좋아하고, 우리나라 작가로는 이상을 좋아했다. 그런 걸 보면 나는 허무주의적인 데가 있는 것 같다. 나는 거대한 느낌보다는 뭔가 금방 부서질 듯한 느낌에 끌리고 약간 나약한 면이 보이는 것, 뭔가 빈터가 있는 것이 좋았던 것 같다.

그래서 그런지 예전에 누군가는 날보고 '극단적으로 이야기해서 비극적인 성격'이라고 하기도 했다. 내가 그렇게까지 비극적인 것은 아니지만 다소 허한 걸 좋아하는 것 같다. 그래서 필명을 스스로 허심(虛心)이라고 지은 모양이다.

해방 직후의 생활은 상상하기조차 힘들 정도로 어려웠다. 해방이 되자 임진강을 걸어서 삼팔선을 넘어 온 사람들도 있었다. 아버지도 만주에서 아무것도 없이 돌아오셨기 때문에 우리 가족의 생활은 넉넉하지 않았다.

당시 나는 이화여고 앞에 나가야(ながや, 長屋)라고 하는 집에 살고 있었다. '나가'라는 말은 일본말로 '길다'라는 뜻이며, 나가야는 일본식 연립주택 혹은 다세대 주택의 일종이다. 해방 후 경제적인 어려움으로 서울에 변변한 집을 구하기 힘든 사람들은 이처럼 한 울타리 안에 여러 세대가 함께 살아야 했다.

당시 유명한 첼리스트인 전봉초라는 사람이 같은 나가야에 살고 있었다. 그의 사촌이 불문학을 했던 전봉래인데 시를 쓰는 사람이었다. 전봉래는 동경에서 '아테네 프랑세'라는 좋은 학교를 다녔던 유능한 사람이었다. 시도 굉장히 잘 쓰고 고전 음악에 대한 조예가 깊어 음악 감상을 즐겼다. 그가 가끔 사촌형 전봉초를 만나러 내가 살고 있는 나가야에 놀러오곤 했다. 그와 가까워지면서 시 쓰고 문학하는 데 영향을 받았고 그의 소개로 문인들의 모임에 참석하게 되면서 시 쓰는 사람들과도 교류를 하게 되었다.

6 · 25가 나자 나는 대구로 피난을 갔고 전봉래는 부산으로 가서 그 후 만나지는 못했는데 나중에 그가 자살했다는 소식을 들었다.

그때 당시 문학하는 사람들은 주로 명동에 있는 몇몇 다방을 중심으로 활동을 했다. 정확한 이름은 기억이 나지 않지만 특히 예술인들이 많이 모이던 곳이 세 군데 있었다. 전숙희, 손소희, 유부용 등 여자 문인들이 운영하던 마돈나라는 다방이 있었던 것으로 기억한다. 소설가 김동리는 삼선교에 살았다. 이한직이라는 시인이 있었는데 그다지 유명한 작가는 아니었지만 꽤 괜찮은 사람이었다.

한날은 내가 활동하는 라플름La plum(불어로 펜이라는 뜻)이라는 이름의 다방에 박목월 시인이 나타났는데 그가 입고 있던 하얀 두루마기가 무척 깨끗해서 인상적이었다. 박목월 시인의 '나그네'라는 시가 지금도 기억이 난다.

강나루 건너서
밀밭 길을

구름에 달 가듯이
가는 나그네

…(중략)…

술 익는 마을마다
타는 저녁놀
구름에 달 가듯이
가는 나그네.

박목월 시인과는 나중에 TBC 방송의 〈아홉시에 만납시다〉라는 프로그램에 한동안 함께 출연하기도 했다. 박목월은 참 순수하고 괜찮은 사람이었다.

결혼 전까지는 글을 쓰며 문학 활동을 하였으나 남편은 내가 그런 사람들과 접촉하는 것을 좋아하지 않았다. 남편이 문학 자체를 반대한 것은 아니었지만 문학이라는 것이 다른 사람들과의 교류가 필요한 것이라서 아무리 정신치료를 한다고 해도 경상도 출신의 보수적인 면이 있던 남편이 내가 문인들과 교류하는 것을 좋아하지 않아서 결혼하면서 문학 쪽으로는 완전히 끊어 버렸다. 요즘 세상 같았으면 문학 공부를 계속할 수 있었을 텐데 하는 아쉬운 마음도 남아 있다.

그런데 우습게도 조지훈은 나중에 남편하고도 가까워졌다. 조지훈 시인의 친구 중에 왕학수라는 고려대학교 교수가 성북동에 살았는데 남편이 왕학수랑 가까웠고 왕학수가 또 조지훈과 가까운 사이라 서로 가까워지게 되었던 것이다.

시는 전문학교에 와서 관심을 가지게 되었지만 그 전에는 수필에 관심이 있었다. 특히, 나는 편지 형식의 문장을 잘 쓰는 편이었다. 고등학교 때 선생님들이 내가 쓴 글을 아이들 앞에서 읽어 주기도 했는데 선생님이 읽어 주는 걸 듣고 있노라면 내가 쓴 글인데도 불구하고 그 내용에 빠져들 때도 있었다.

오래 살다보니 사회적인 문제에 대한 관심이 많아졌지만 순수하게 지금 십대라고 하면 문학을 하고 싶다. 문학이 아니라면 그림과 같은 예술하는 삶을 살아보고 싶다. 결혼하고 난 후로는 그런 쪽의 관심과 활동은 많이 포기하고 살아야 했다. 그 시절은 여성이 자기 능력을 발휘하고 살기 힘든 시절이었다.

정신과 의사의 길로

나는 성적은 나쁘지 않았으나 고학년 때 포리구리(임상실습)에 흥미를 느끼지 못해서 정상 분만도, 흔한 맹장 수술도 한 건 보지 않고 졸업을 맞이하게 되었다. 임상실습을 하나도 들어가지 않았지만 괜찮은 성적으로 졸업했다.

문학을 하고 연극을 하면서 인간의 문제에 관심은 있었지만 처음부터 꼭 정신과를 해야겠다는 생각이 분명했던 것은 아니다. 내가 정신과를 선택하게 된 데는 나의 유소년 시절의 경험들이 주된 역할을 했을 것이다. 일제에서 해방될 때까지 창씨개명을 하지 않았던 나는 일본 교관의 구박을 받으면서도 기죽지 않고 당당했다. 하지만 해방 후 북만주에서 고국에 돌아왔으나 모든 것이 여의치 않았던 아버지의 생활도 내가 정신과를 택하는 데 영향을 주었을 것이다.

당시에 정신과는 서울대학교 밖에 없었다. 우리 학교에는 정신과 교실이 없어서 서울대학교 의과대학의 명주완 교수가 와서 강의를 했고, 정신과 임상실습은 서울대학교 의과대학 신경정신과에 가서 했다. 4학년 2학기에 들은 명주완 교수의 정신과 강의와 서울대 의대 정신과 병동에서의 임상실습 경험이 내가 정신과 의사가 되는 데 결정적인 동기가 되었다.

나는 지금 이 순간에도 명주완 교수의 강의가 뚜렷하게 기억이 난다. 우리나라 정신과 의사 1호인 명주완 선생의 강의는 명강의였다. 정신과 자체도 재미가 있었지만 명주완 교수는 말을 무척 재미나게 잘해서 듣는 사람이 끌려들어갈 수박에 없었고 모두 정신과 강의에 매료되었다. 그분의 강의는 학생들을 감탄하게 했고, 내가 정신과를 택하는 데 적지 않은 동력이 되었다.

또 서울대 의대에서의 첫 임상실습에서 만난 정신분열병 환자 두 사람으로부터 충격적인 영향을 받았다. 그중 한 명은 젊은 군인으로 극도로 흥분한 상태에서 감금 병실의 빨간 벽돌 벽을 주먹으로 쳤는데 그 벽에 구멍이 나고 말았다. 내가 정신과를 할 운명이었는지 그렇게도 겁이 많던 내가 그 군인을 두려워하지 않고 달랬더니 금방 흥분이 가라앉으면서 딴 사람처럼 되었다.

또 다른 한 명은 열여섯 살 소녀였는데 정신병적 흥분 상태에서 싸리 빗자루에 불을 붙여 병실에서 휘두르고 다녔다. 그런 무섭고 위험한 상황에서도 나는 그녀가 그렇게 불쌍할 수가 없었다. 지금도 그녀를 떠올리면 눈물이 나려고 한다. 그 애를 강박하지 않고 감싸 주어 흥분을 멈추게 했다. 겁이 많은 내가 그런 때는 신기하게도 용기가 났다. 그 모습을 보고 사람의 정신적인 문제에 더욱 관심을 가지게 되었다. 젊은 군인의 처참한 흥분과 나를 울리고 말았던 열여섯 살 소녀의 처절함이 내가 정신과 의사가 되겠다고 결심하는 데 크게 작용했다.

나중에 6·25가 발발한 이후 대구로 피난 가서 살게 되었을 때 대구 시내에서 우연히 그녀를 만난 적이 있다. 무엇을 팔러 다니는지 리어카를 밀고 가고 있었다. 그녀의 어려운 살림살이를 짐작할 수 있었다. 나는 그녀를 못 알아봤는데 그녀가 나를 알아보고는 무척 반가워하며 좋아했다. 정신과 병동에 입원했을 당시 빗자루에 불을 붙여서 병동을 뛰어다니는 그 난리를 하는 흥분 상태에 있을 때도 내가 자기를 벌주지 않고 인간적으로 대접해 주었다는 것을 그녀는 기억하고 있었던 것이다. 그때 느꼈던 보람을 경험해 보지 않은 사람은 모를 것이다. 두 환자를 통해 아무리 심한 정신병적 상태에 있는 환자라 할지라도 그들을 이해하려는 마음이 있다면 그들 마음속에 있는 순수한 마음과 소통할 수 있다는 것을 경험하게 되었다.

졸업을 반년 앞두고 졸업 후에 희망하는 전공과목을 적어 내야 할 날이 왔다. 막상 희망 전공을 적는 용지를 받게 되니 무슨 과를 택해야 할지 몰라 고민이 되었다.

원래 수술하는 것은 별로 흥미가 없었고 내과에도 마음이 끌리지 않았다. 의과대학 수업 중 그래도 내 마음이 끌렸던 것은 명주완 교수가 강의했던 정신과였다. 중·고 시절부터 글을 쓰고 문학을 좋아해서 책 읽기를 즐겨하던 나는 자연스럽게 인간 문제에 관심이 많아서 정신과에 흥미가 있기도 했고, 다른 과는 하나도 하고 싶은 과가 없었다.

졸업 후 희망, 정신과라고 써 냈더니 담임 교수와 급우들이 눈을 동그랗게 뜨고 놀랐다. 아버지는 나의 선택에 대해서 해라, 하지 마라 말씀은 안 하셨지만 실망이 컸던 것 같다. 내가 정신과를 선택했다는 걸 알고는 얼굴색이 변했다. 아버지는 내가 그런 과를 할 거라 생각하지 못하셨을 것이다. 그래도 정작 "너 그거 하지 말고 다른 거 해라." 하는 말씀은 하지 않으셨다. 그 시절 정신과는 개업한다는 생각을 할 수도 없었고, 현실적으로 돈을 더 잘 벌 수 있는 과를 전공하기를 바라셨는지도 모르겠다.

나의 선택에 아버지는 물론이고 주변 사람들이 그렇게 놀란 이유는 당시 정신과는 서울대 외에는 없는 실정이었고, 여자 정신과 의사는 단 한 명도 없었기 때문이다. 당시에는 정신과라고 하면 전부 미친 사람들만 오는 것으로 알고 정신과는 무섭다는 인식이 있어서 여자가 할 만한 과가 아니라고들 생각했던 것 같다. 지금도 그렇지만 그때도 돈을 잘 버는 과에 관심이 많았다.

급우들은 나의 정신과 선택에 깜짝 놀랐다가 금세 "너라면 할 수 있을 거야. 그래 할 수 있을 거야!" 하면서 이해를 해 주었다. 지금도 어두우면 혼자 집 밖을 나가지 못할 정도로 겁이 많은 내가 정신과를 하겠다고 했을 때 급우들이 끄덕끄덕 해 준 이유는 내가 연극 공연을 성공적으로 해 냈고, 또 문예부장도 맡고 있었기 때문이었을 것이다.

당시 국내에서는 정신과에 대한 대중적인 인지도가 낮고 내과나 소아과처럼 보편화되어 있지는 않았지만 나는 정신과를 해 보고 싶다는 생각이 강하게 들었다. 그래서 내 의지대로 결정을 하고 서울대에 조교(지금의 레지던트)로 들어가게 되었다. 내가 졸업하던 해에 우리 학교에 정신과 교실이 생겼다. 훗날 월북하게 되는 임문빈 교수가 우리 학교로 부임해 오면서 나에게 정신과에 남기를 권했지만 나는 서울대학교로 가서 배우는 게 낫다는 판단을 했다. 1949년 6월 서울여자의과대학을 제7회로 졸업하게 되었다.

4

대한민국 최초의 여자 정신과 의사

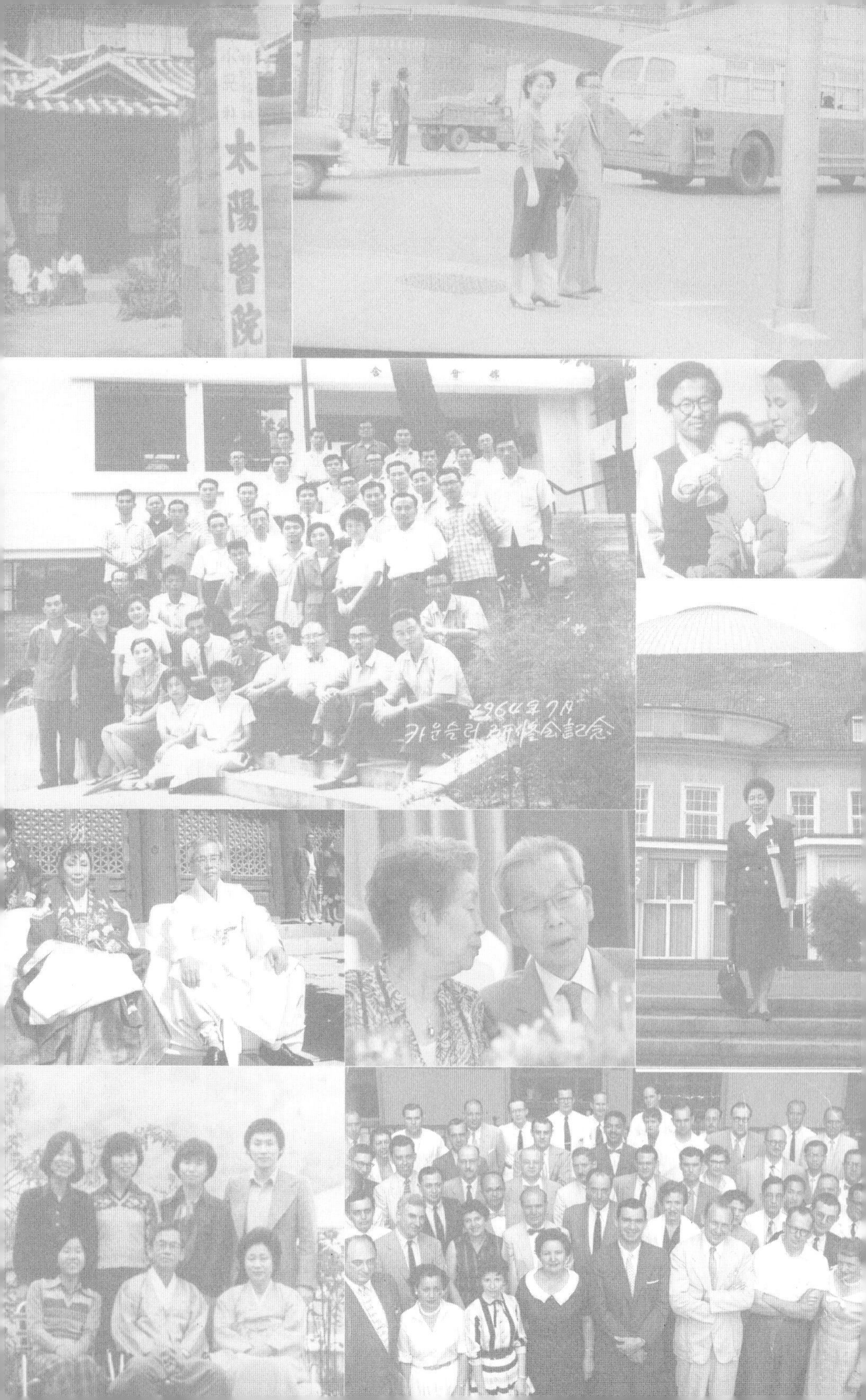
太陽醫院
1964年7月
카운슬러 研修会記念

서울의대 정신과 시절

나는 우리나라에서 최초로 정신과를 전공으로 선택한 여자 의사가 되었다. 서울대 정신과에서 15명의 남자 의사들 가운데 유일한 여의사로 근무를 시작했다. 1949년 3월에 서울대학교 의과대학 신경정신과 교실에 입국하고서 알게 된 사실은 경성여자의학전문학교 2회 졸업생, 즉 나보다 5년 선배인 신중님 선생이 1948년 한학기 교실에 있다 떠났으며, 행방은 모르는 상태였다.

당시 서울대 정신과의 주임교수는 명주완 선생이었다. 최재혁 선생이 유전학을 했고 나중에 나와 결혼하게 될 이동식 선생이 정신역동과 관련한 세미나를 했다. 최재혁 선생이 나에게 유전학 책을 주면서 공부하라고 권유를 해서 입국 후 처음에는 유전학에 대한 책을 읽었지만 나는 정신역동 쪽으로 관심이 기울었다.

나는 초저녁 잠이 많은 편이라 일찍 잠자리에 드는 습관이 있었는데 사흘 밤을 꼬박 새운 적도 있을 만큼 적응하기 위해 노력했다. 독일 원서를 가지고 정기적으로 초독회를 했는데 내가 발표할 순서가 되면 물어볼 사람도 없이 혼자 힘으로 할 수 밖에 없었고 다른 남자들한테 지기 싫어서 잠을 줄여 가며 공부를 했다. 환자들에게 공감이 되고 환자들도 나를 따랐다. 환자보고 세미나도 자주 하고 정말 열심히 했다.

입원 환자는 간혹 조울병 환자도 있었지만 대부분 정신분열병 환자, 매독으로 인한 신경마비환자였다. 그 당시의 치료 방법은 전기충격요법, 인슐린쇼크 치료 등이었다. 전기충격요법이나 인슐린쇼크 치료는 환자들에게 전기로 충격을 주거나 인슐린을 투여해 혼수상태에 들어가게 한 후 다시 깨어나게 하는 치료법이었다. 자칫 잘못하면 오랫동안 혼수상태에 있다가 뇌손상을 입을 수도 있었다. 사변 전후쯤에 클로로프로마진이 나와서 정신병에 대한 약물치료가 시작되었다.

이동식 선생은 그때도 공부하기를 좋아했다. 그는 정신과에 있으면서도 철학과 심리학에 관심이 많아서 문리대에 강의를 들으러 다니곤 했다. 고등학교 시절 별명이 콘사이스였다고 할 만큼 철저하고 공부하는 것은 어느 누구도 그를 못 따라갈 정도였다.

당시 의국에서는 하우프트-레벤이라 해서 선후배를 짝을 지어주고 선배가 후배를 지도하도록 했다. 이동식 선생이 최지철의 치프였고, 내 치프는 홍순성 선생이었는데 홍순성 선생은 공부를 별로 열심히 하지 않았다. 공부하기 좋아하는 이동식 선생이 나와 최지철을 데리고 책을 읽었다.

이병윤 선생은 서북청년회 멤버로 활동을 하느라 공부는 별로 하지 않았다. 옥시백이라는 사람도 있었다. 맹은희라는 여자 의사도 6 · 25 전까지 함께 근무를 했다. 그녀는 경성여의전 일 년 후배였는데 아버지가 경기고등학교 교장이었다. 키는 작지만 얼굴이 예쁘고 참 똑똑했다. 밤에는 정신과 병동에 여자 혼자 올라가기 무서웠는데 그녀는 담력이 얼마나 센지 정신과 병동에 있던 의국에서 밤에 혼자 잠을 잘 만큼 맹랑한 데가 있었다. 당시 그녀는 좌익이었고 나중에 자진 월북하였다.

이동식 선생의 첫인상은 기운이 없어 보였고, 실제보다 더 나이 들어 보였다. 책을 얼마나 많이 가지고 있었는지 방에 책이 가득 차 있었다. 말은 잘 하는 편이 아니었지만 어학은 아무도 따라갈 사람이 없었다. 영어, 일어, 불어, 독일어에 능통했고 노어도 어느 정도 구사할 수 있었다. 그 방에 가득 차있던 수많은 책은 6 · 25전쟁으로 다 없어지고 말았다.

내가 입국할 당시 남편은 직책이 일시적으로 정지가 된 상태였다. 이렇게 된 데는 다음과 같은 사연이 있다고 들었다. 당시에는 미국으로 유학을 가려면 흉부 엑스선 검사와 기생충 검사를 해서 그 결과를 가지고 가야 했다. 서울대학 심리학과의 이 모 교수가 미국으로 유학을 가기 위해서 엑스레이 필름을 남편에게 가져와 판독을 부탁했다. 남편이 보고 정상이라고 써 주었다. 그런데 그가 시애틀 공항에 내려서 재검사에 걸리고 말았다. 재검사에서 비정상 소견이 나와서 다시 한국으로 되돌아와야 했다. 이 모 선생이 미국에서 공부하고 싶은 마음에 자기 엑스레이 사진이 아닌 걸 남편에게 가지고 왔던 모양이었다. 미국으로 유학을 가고 싶은 마음에 그런 것쯤 대단치 않게 생각하고 한 행동이었겠지만 결과적으로 남편은 병원에 출근은 하지만 공직이 정지되어 일시적으로 직함이 없는 공백 상태가 돼 버리고 말았던 것이다.

연말에 스무 명 가까이 되는 의국 사람들이 파티를 열어 다들 술을 엄청 마셔서 녹아웃이 되는데도 남편은 절대 녹아웃이 되는 일이 없었다. 술을 많이 마셨는데도 정신력이 대단했다.

의국에 연희전문 출신이 한두 명 있었고, 대부분 서울대학교를 나온 사람들이었다. 그 틈에서 남편 이동식이 큰 소리를 칠 수 있었던 것은 배짱이 있기도 했거니와 그가 공부를 포함해서 자기 하는 것에 있어 워낙 철저하기 때문에 누가 뭐라 하지 못했다.

남편은 같은 정신과 의사 중에 임문빈, 최재혁과 가까웠다. 임문빈 선생은 키가 컸고 브라이트 했지만 타협적인 성격은 아니었다. 나이도 비슷하고 공부하는 데 열심이고 현실적인 면을 추구하는 것이 적다는 면에서 임문빈은 남편과 비슷한 면이 있었다. 그렇지만 남편보다는 훨씬 부드러웠다. 임문빈, 최재혁, 이동식 모두 공부하는 데에 있어서 열성적인 사람들이었다.

결혼과 6·25전쟁

남편은 나보다 7년 선배였는데 그의 지도로 최지철 등과 책 읽고 공부하다 보니 가까워지게 되었다. 교실원 중에 결혼 안 한 다른 사람들이 나에게 관심이 없지는 않았겠지만 나는 별로 관심이 없었다. 한창 시절에 젊은 기분으로 연애 같은 것은 몰라도 결혼까지는 생각해 본 일이 없었다.

우리는 주로 학교 뒤에 있던 함춘원(含春苑)에서 데이트를 했다. 지금은 거의 다 없어지고 건물들이 들어서 있지만 그 당시에는 의과대학 본관과 시계탑, 그 뒤쪽으로 병동 밖에 없었고 지금 간호대학 기숙사, 장례식장이 있는 서울의대 뒤편은 함춘원이라는 공원 같은 정원이 있었다. 함(含)자는 품다는 뜻, 춘(春)은 봄, 그러니까 함춘원은 봄을 품는 마당이라는 뜻으로 조선시대에 만들어진 정원이다.

그 당시 나는 결혼을 하겠다 혹은 안 하겠다는 마음이 없이 결혼에 별 관심이 없었다. 정신과 의사로서 개업이 어려웠던 때라 정신의학 교수가 될 계획을 가지고 있었기 때문이었다. 하지만 남편은 굉장히 적극적인 성격이라 공부를 철저하게 하는 것처럼 자기가 하고 싶다고 생각한 것은 철저하고 적극적으로 추진하는 면이 있었다. 결혼에 대해서도 남편이 적극적으로 추진을 해서 만난 지 1년 반 만에 결혼을 하게 되었다. 1950년 5월 나는 남편 이동식과 결혼을 했다. 결혼식은 지금의 조선호텔 코너의 프라자 호텔 뒤쪽에 있던 상공회의소에서 했다.

우리 부부는 당시 서울여자의과대학(현재 아남아파트 자리) 뒤에 있던 커다란 집의 사랑채에서 신접살이를 시작했다. 결혼할 때 시아버님이 서울에 집을 사 주려고 하셨는데 얼른 정하지 못하고 결혼을 하게 돼서 아버님이 알고 지내던 정운용이라는 은행가의 집 사랑채에 세를 들어 살았다. 그 집은 옛날 김옥균의 손자 집이었다고 들었다. 우리가 살던 사랑채에 정자가 있을 정도로 큰 집이었다. 사랑채가 두 채라서 훗날 내무부 장관을 지낸 조병옥 씨도 그 집에 살았다.

결혼 후 얼마 지나지 않아 전쟁이 일어났다. 1950년 6월 25일 새벽, 북한 인민군이 38도선 전역에서 공격을 개시하면서 6 · 25전쟁이 시작되었다. 전투가 시작된 지 사흘 만에 서울이 인민군에 의해서 점령되었다. 미군과 16개국의 유엔군의 개입에도 불구하고 전쟁 초기에는 인민군이 우세했다. 1950년 8월에 인민군은 국군과 유엔군을 낙동강 이남으로 밀어붙여 이남 지역 대부분을 장악하게 되었다.

1950년 9월 15일 새벽 인천상륙작전이 성공했고 뒤이어 9월 28일 서울이 수복되었다. 이후 국군과 유엔군은 평양을 비롯한 이북지역 대부분을 장악한다. 하지만 1950년 10월 중국 공산당이 6 · 25전쟁에 참여하면서 한국군과 유엔군은 중국군에 의해서 큰 피해를 입고 한강 남쪽으로 후퇴하여 1951년 1월 서울은 다시 북한군의 손에 넘어가게 되었다.

이후로 1951년 3월부터 1953년 7월 27일까지 휴전회담이 진행되는 동안에도 38도선을 중심으로 치열한 전투가 지속되었다.

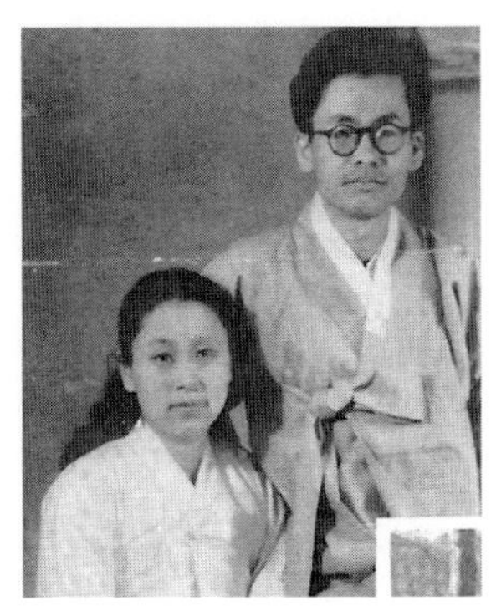

1950년 6 · 25전쟁 중 서울의 한 사진관에서 남편 이동식과 찍은 사진

6 · 25전쟁으로 인해 말 그대로 숟가락 두 개만 싸들고 왜관에 있는 시댁으로 피난을 갔다. 그때 사진이며 면허증 등을 독에 담아 살던 집 정원에 묻고 떠났는데 다시 찾을 수 없었다.

전쟁발발 직후인 1950년 6월 28일 군인들이 한강다리를 끊고 후퇴하는 바람에 우리뿐만 아니라 소수의 고위층을 제외한 대부분의 사람들은 피난을 갈 수가 없었다. 당국이 한강 다리를 폭파한 것은 북한군이 한강 이남으로 진격하는 것을 막기 위한 목적이었으나 성급하게 한강 다리를 폭파해서 수많은 군인과 시민의 희생이 있었다.

전쟁 중에는 어느 나라나 상대방을 파괴하고 자원을 탈취해 가기 마련이다. 자원이라는 것이 물적 자원은 물론이거니와 인적 자원도 포함이 된다. 6 · 25전쟁 중 북한 김일성의 '인테리(지식인) 포섭 계획'에 따라 치밀하게 준비한 작전으로 남한의 정치인, 법률가, 공무원, 종교인, 교사, 언론인, 의사 등 사회 지도층 인사가 대거 끌려가서 대략 8만 명에 이르는 민간인이 납북되었다고 한다.

정신과 교실에서도 꽤 많은 사람들이 자의로 혹은 타의로 북으로 가게 되었다. 특히 정신과는 간호사가 좌익이라 사람들을 가두어 놓고 퇴근을 못하게 막았다. 아마도 사전에 미리 끌고 가려는 계획을 세워 두고 사람들을 병동 밖으로 못나가게 막았을 것이다.

당시 나는 임신 중이었다. 임신을 한 상태로 밤에 병동에서 잘 수 없으니 내보내 달라고 사정을 해서 북으로 끌려가는 것을 피할 수 있었다. 남편을 포함해서 최지철, 최재혁 등 당시 교실에 있던 사람들은 다 끌려갔다. 전쟁 중이라도 근무를 안 할 수 없으니 출근했다가 끌려갔던 것이다.

북으로 간 사람들 중에는 좌익에 관심이 있는 사람도 있지만 아닌 사람이 더 많았다. 임문빈 선생 같은 경우는 자진해서 갔다고 할 수 있지만 자신의 의사와 상관없이 끌려간 사람도 많았다. 나와 동기였던 최지철 같은 경우는 아버지가 서울대 문리대 교수였고, 조금도 좌경한 데가 없는 사람이었다.

임문빈 선생은 나중에 남북회담 때 북측 대표단의 일원으로 서울에 온 적이 있다. 그때 남편이 중앙정보부인가 어딘가에 허락을 받아서 만나고 왔다. 그는 북에 가서 김일성 대학 교수를 지냈다고 했다. 맹은희도 남북 이산가족 상봉할 때 가족 상봉하는 것을 텔레비전을 통해서 본 적이 있다. 좌익 경향이 있던 사람들은 북으로 가서 어느 정도 활동을 폭넓게 할 수 있었던 것 같고 그렇지 않고 강제적으로 납북되었던 사람들은 아무래도 북측에 덜 협조적이라 조금 더 어려운 생활을 했을 것이라고 생각한다.

남편이 끌려가고 난 후의 내 마음은 뭐라 말할 수가 없었다. 나는 남편을 다시는 만나지 못할 것이라 생각해서 슬프고 불안했다. 내가 하도 무서워하며 마음을 안정시키지 못하니 친정 부모님이 집에 와서 함께 지내 주셨다.

남편이 끌려간 지 한 일주일 이상 지났을까? 어느 날 이상한 꿈을 꾸었다. 남편이 갈치 두 마리를 들고 대문간에 와 있는 꿈이었다. 집에 와 계시던 친정아버지에게 말씀을 드렸더니 아버지는 "얘, 이제 마음 좀 가라앉히고 그만 생각해라."라고 하셨다.

그날 오후 세 시경에 누가 벨을 눌러서 문을 여니까 떡 하니 남편이 서 있었다. 나는 너무 놀라서 현실인지 꿈인지 정신이 없을 정도였다. 지금 생각해도 참 신기한 일이다. 텔레파시라는 것이 정말 있는 모양이다. 옛날 사람들이 더러 꿈 이야기를 하면 만들어 낸 이야기 같지만 영 터무니없는 것은 아닌 것 같다.

남편의 이야기를 들어보니 원산까지 끌려갔다가 도망을 쳐서 왔다는 것이 아닌가. 남편은 얼른 보면 남들 뛸 때 걸어가는 사람이지만 기회를 봐서 뒤로 뒤로 처지다가 도망을 왔다고 했다. 돌아온 후에는 우익분자들에게 엄청 얻어맞았다. 당시는 정치적으로 민감한 시기라 끌려갔다가 도망쳐 왔다는 말을 내놓고 하지 못하고 쉬쉬하며 지내다 전쟁이 끝나고 난 후에야 그 사실을 이야기할 수 있었다. 나중에 알고 보니 남편처럼 끌려갔다가 돌아온 사람이 주변에 더러 있었다.

남편은 서울대병원에서 계속 근무를 했지만 나는 임신한 상태라 근무를 제대로 할 수가 없었다. 1950년 9월 15일에 미군의 인천상륙작전이 성공하고 인민군이 후퇴를 하기 시작하자 우리는 '살았구나' 하고 한숨을 돌릴 수 있었다. 그때까지만 해도 다시 우리 쪽이 후퇴하리라곤 상상도 못했다.

9월 28일 서울이 수복되었으나 혼란기라 병원 근무가 어려웠고 해산날도 다가와 시댁에서 출산도 할 겸 우리는 혼란스러운 서울을 떠나 시댁이 있는 경북 왜관으로 내려가기로 했다. 우리는 말 그대로 달랑 숟가락 두 개만 가지고 떠났다. 우리가 내려갈 때는 한강다리도 끊어져서 없는 상태라 9·28 서울 수복 후 끊어진 다리 옆에 임시로 뗏목 같은 걸로 연결시켜 놓은 데로 한강을 건넜다.

서울 며느리

시아버님은 일본에서 북해도제국대학(홋카이도대학) 농과대학을 나왔는데 고등학교 교사를 하다가 일찍 낙향해서 과수원을 하고 계셨다. 아버님의 제자 중에 서울농대 학장을 포함, 대학교수가 된 분들도 있었다. 나중에 서울에서 우리 집에 모시고 살 당시에도 제자들이 해마다 아버님에게 세배를 왔었다.

원래 시어머니는 왜관 읍내에서 시동생들과 살고 계셨고 시아버지는 시서모와 함께 농장에 살고 계셨다. 그런데 왜관에서 1950년 8월 미군과 북한군 사이에 치열한 전투가 있었다. 이 전투로 북한군이 낙동강을 건너 부산으로 진격하려는 것을 막아 낼 수 있었다. 이 전투의 와중에 시어머니가 살던 왜관 읍내의 집이 폭격으로 타 버려서 시아버지가 살고 계시던 농장에서 함께 지내게 되었다.

시아버님이 과수원을 해서 경제적으로 어려움은 없었지만 시어머니, 막내시동생, 남편과 모두 한 방에서 지내야 했다. 농장에서 지내는 동안 10월 국광사과를 재배하는 철이라 그 큰 과수원 일을 큰며느리로서 나몰라라 할 수 없어서 만삭의 몸으로 걷기도 힘든데 과수원에 나가서 일을 도왔다.

시어머니는 무학이었고 시아버지는 북해도제대를 졸업하신 분이라 두 분이 커뮤니케이션이 잘 되지 않아서 시아버지는 나를 붙들고 이야기하기를 좋아하셨다. 시골의 10월, 11월은 날이 일찍 저물어 어두워졌다. 나는 피곤해서 눕고 싶고 자고 싶은데 시아버님이 나를 붙들고 이야기하는 것을 들어드리느라 힘들었던 생각이 난다.

남편은 4남 1녀 중 큰아들이었다. 중앙대 정신과 교수였던 고 이재광 교수의 아버지가 둘째, 인제의대 상계 백병원 이동우 교수의 아버지가 셋째 아들이다. 시할아버지는 점차 농사를 크게 늘려 지어 과수원을 일구셨다. 자신은 무학인데도 아들딸(시아버지, 시고모)을 다 고등교육을 시켰다. 대구 시내에 사는 것도 아니고 왜관에 살면서 대구로 통학을 시켰는데, 그때 통학 시간이 한 시간 이상 걸렸다고 한다. 남편도 왜관에서 대구로 통학을 했다. 시고모, 그러니까 시아버지의 여동생은 경북고녀 2회 출신으로 사람들이 다들 '아, 그 덴사이, 천재 이복순.'이라고 할 정도로 공부를 잘했는데, 특히 수학을 잘했다고 한다. 그 시절에 딸을 왜관에서 대구까지 통학을 시켰다고 하니 시할아버지의 교육열이 얼마나 강했는지 짐작할 수 있다.

시할아버지는 일자무식이었지만 중국에도 다녀올 정도로 담력이 있었다. 98세인가 돌아가셨는데 병석에 누워계시면서도 내가 찾아가 뵈면 "허허, 야야. 내가 참 이만하면 실컷 잘 살았는데 뭐." 하며 절대로 부정적인 말을 하는 일이 없었다. 옛날 시골 사람들이 밤이면 오락으로 노름을 하곤 했는데 시할아버지는 큰 돈을 잃고

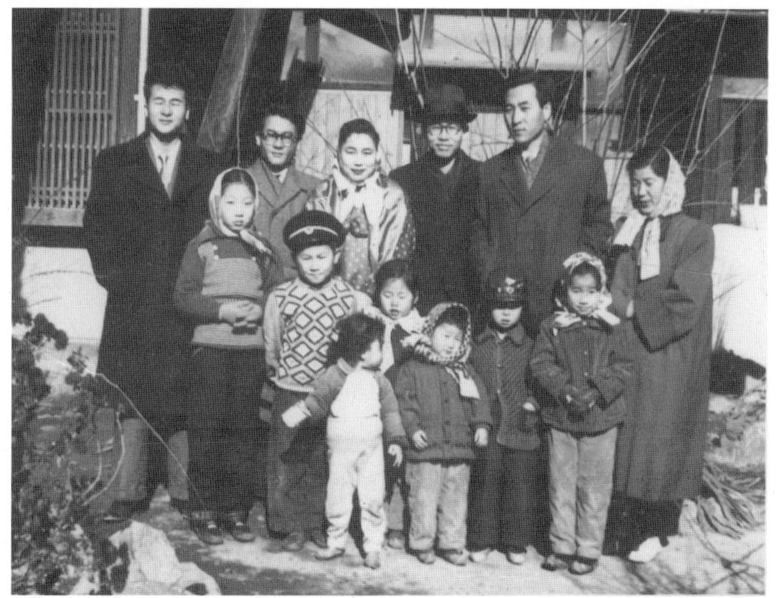

1959년 대구 집 뜰에서 뒷줄 중앙이 나와 남편. 남편 옆으로 손아랫 시동생 부부이다. 이들은 중앙대 정신과 교수였던 고 이재광 교수의 부모이다. 내 오른쪽이 셋째이고, 그 옆이 넷째인 막내시동생. 앞줄의 아이들은 오른쪽부터 큰딸 재경, 고 이재광 교수와 그의 여동생, 둘째딸 재현. 학생모를 쓴 남자아이가 아들 재원, 그 옆은 언니의 딸. 맨 앞줄에 뒤를 돌아보고 있는 아이는 셋째딸 재미. 막내딸 재순은 아직 태어나기 전이다.

나서도 다음날이면 새벽같이 일어나 일을 했다고 한다. 친구분이 "자네 어제 저녁 그렇게 큰 돈을 잃고 무슨 정신으로 일을 하나?" 라고 하면 "허, 그래야 또 잃지."라고 넉살좋게 대답했다고 한다.

시할아버지는 키가 크지 않았고 자기 주관이 분명하게 서 있는 분이었다. 남편은 그런 점에서 시할아버지를 닮았다. 반면 시아버지는 키가 크고 눈이 커서 남편하고는 아주 다르게 생겼다. 큰아들인 남편과 셋째는 보통키였고, 둘째와 넷째는 키가 컸다. 시가에서 시할아버지만한 인물은 없는 것 같고 남편이 가장 시할아버지를 닮았다.

시할아버지가 과수원을 시작했지만 그걸 키운 것은 시아버지였다. 북해도제대 농과대학을 나온 시아버지는 동네 과수원하는 사람들에게 사과농사 기술 등을 알려 주는 선생 역할을 했다.

시어머니는 좋은 분이었고 시아버지보다 다섯 살 연상이었다. 경상남도 사람으로 무학이었다. 시할아버지가 시어머니 뒤통수가 이쁜 걸 보고 마음에 들어서 며느리를 삼았다는데 시아버지는 대학을 나오고 시어머니는 일자무식이라 두 분 사이에 의사소통이 잘 되지 않았다. 두 분이 드러내 놓고 반목을 하거나 갈등이 있는 것은 아니었지만 친밀하지 못했다. 내가 대구에 모시고 살 때 시어머니에게 글을 가르쳐 드리려고 했으나 뜻대로 되지 않았다. 친정어머니가 글을 좋아해서 시어머니에게도 가르쳐 드리면 될 줄 알았는데 본인이 극구 사양해서 뜻을 이루지 못했다.

내가 결혼할 당시 친정아버지는 아무것도 없이 만주에서 나와 우리 집은 셋방살이를 해야 할 만큼 경제적으로 어려웠다. 남편이 자꾸 결혼하자고 해서 결혼을 했지만 혼수해 갈 돈이 없었다. 처음에 시어머니는 없는 집에서 온 며느리라고 나를 못마땅하게 여겼다. 하지만 결혼 후 내가 음식도 잘하고 바느질 솜씨가 뛰어난 것을 보고는 점점 달라졌다.

친정어머니의 음식 솜씨를 닮아서 나도 음식을 하는 감각이 있었다. 남편이 살아 있을 적에 학회 회원들이 설에 우리 집으로 세배를 오면 신선로까지 준비를 해서 상을 차려내곤 했다. 따로 음식을 배운 것은 아니고 어머니 어깨 너머로 배운 솜씨이다.

손으로 하는 것은 뭐든지 잘해서 애들 어릴 때는 털실로 스웨터를 떠서 입히곤 했다. 한참 떠올라가다 뒤늦게 코가 하나 빠진 것을 발견하면 나는 도로 다 풀어서 그 빠진 코를 찾아 바로잡아야 직성이 풀렸다. 삯을 줘서 저고리를 맞춰 놓고도 깃이 마음에 들지 않으면 내가 다시 뜯어고치기도 했다. 그런 나를 보고 시어머니는 '야야, 너는 돈 주고 맞춰 놓고 또 뜯어고치느냐'고 흉을 보시곤 하셨다. 처음에는 나를 못마땅해하던 어머니도 나중에는 영 달라져서 참 좋게 지냈다.

결혼하고 나서 서울에서 몇 달 살다가 시댁으로 피난을 내려가니 시골사람들이 나에 대해서 이런 저런 이야기를 하며 입을 댔다. '서울 며느리'를 얻었다며 관심들이 많았고 나를 한 번도 보지도 못한 사람들이 뒷말이 많았다. 그런데 살면서 내가 경쟁심이 별로 없기도 하고 남들에게 무관심한 성격인지라 나에 대해서 혹평하는 것에도 좌우되지 않고 누가 나보다 못하다든지 잘났다든지 그런 생각이 없이 대하니 나중에는 나에 대해서 혹평했던 사람들도 마음이 달라져서 큰며느리 잘 봤다고들 했다.

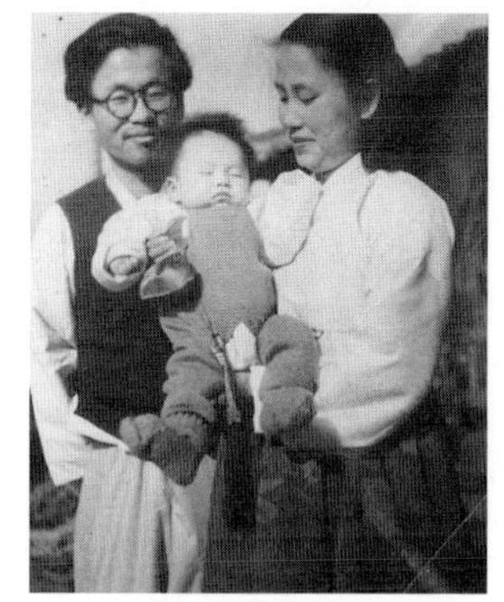
아들 재원과 우리 부부

1950년 11월 24일 경북 왜관에서 아들을 낳았다. 당시 의사를 불러서 집에서 낳았다. 남편의 동기 중에 제13대 국무총리를 지낸 신현확이라는 사람이 있었다. 그의 형이 당시 왜관에서 개업을 해 있던 신현철이라는 의사였다. 당시 왜관읍에서 시댁까지 20리 길이었는데 진통이 오래 끌어서 그를 불러서 출산을 했다. 아들이 머리가 커서 기계의 도움을 받아야 했다.

아들을 낳고 보니 아들이라서 좋다는 생각보다 내가 생산을 했다, 중요하게 생각하는 어떤 대상이 내 앞에 있다는 게 좋았다. 시아버지 농장에서 몇 달을 지내다 1951년 아들 백일날 아랫동서가 대구에서 자기 집에 세를 든 공군 소위에게 얻어 타고 온 지프차를 남편과 내가 다시 타고 대구로 갔다.

대구로 나와서는 동산병원 소아과에서 근무를 했다. 원래 정신과가 드물었던 데다 전쟁이 터지고 나니 정신과라는 건 찾아볼 수 없었다. 김정숙이라는 여자의전 1년 선배가 동산병원 소아과에 근무하고 있었는데 그녀가 소아과 과장에게 나를 소개해 주었다. 여의전 시절에도 서로 알고 지냈지만 동산병원에서 함께 일하게 되면서 더 가까워져서 참 친하게 지냈다. 그녀는 키는 자그마했고 굉장히 브라이트했다. 동기들 사이에서 '작은 거인'으로 불렸던 그녀는 결혼생활에 어려움이 있었지만 한 번도 자신의 처지를 불평하지 않았다. 동산병원 소아과에서 얼마간 근무하다가 나는 경북대학에 있던 남편 후배의 도움을 받아 개업을 하게 되었다.

시아버지는 공부를 하러 대구에 온 시동생과 시어머니가 함께 살 집을 사 주었는데 그 집은 일본인이 살던 집으로 방이 6개에 화장실이 2개나 되는 큰 집이라 그곳에서 병원을 개업할 수 있었다. 당시 서울에서 대학을 다니던 시동생은 군대에 가고 그 밑의

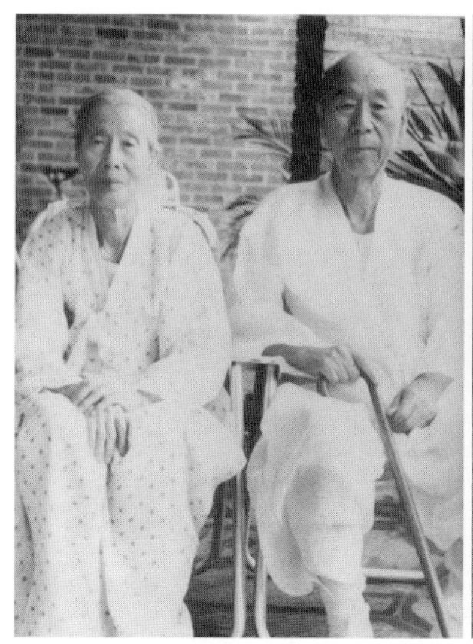
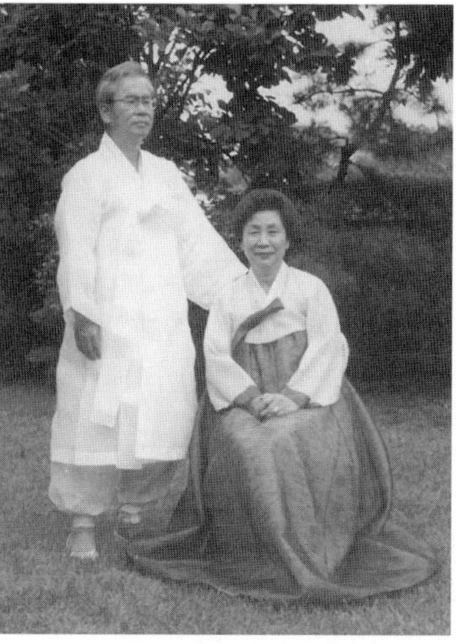

1990년 남편의 고희날 집 안에 계시던 시부모님을 정원으로 모시고 나와 사진을 찍어 드렸다. 오른쪽은 같은 날 나와 남편

시동생은 고등학교 다닐 때였다. 남편은 동생들에서 용돈을 주거나 하는 잔잔한 면이 없어서 시동생들은 형님을 어려워했다. 그러다 보니 시동생들은 늘 '형수씨 형수씨' 하고 나를 찾았다.

시부모님이 왜관의 과수원을 그만두고 서울로 올라오신 후 18년간 시부모님을 모셨다. 시아버지는 93세에, 그리고 시어머니는 98세로 두 분이 같은 해에 돌아가셨다. 1995년 돌연 남편에게 대장암이 발병했다. 발견 직후 서둘러 미국으로 수술을 받으러 떠났다. 그때 시아버지가 폐렴으로 돌아가신 지 얼마 되지 않은 터라 시어머니에게는 그 사실도 알리지 못하고 그저 학회 발표 때문에 미국에 간다고 말씀드릴 수밖에 없었다. 그러나 남편이 미국에서 수술을 받고 있는 동안 그만 시어머니는 위암으로 돌아가시고 말았다. 다행히 남편의 수술은 잘 돼 한국으로 돌아올 수 있었다.

며느리가 유학을 간다고 해도 별 반대 없이 무난히 보내 주셨던 시어머니. 비록 글은 모르는 분이었지만 현명하고 마음이 관대한 분이였다. 마치 친정어머니와 딸처럼 관계가 좋았다. 내가 잘 모르는 것은 솔직하게 잘 못한다고 말씀드리고, 어머니가 하는 일에 대해 존중해 드리고 어머니 하는 대로 따랐다. 대신 내가 잘하는 옷 짓는 일 같은 건 곧잘 어머님에게 해드리곤 했다. 그러면 "너는 참 희한하다. 이런 것도 할 줄 알고!"라고 하며 내가 만든 옷을 보고 칭찬하시곤 했다. 시아버지는 나와 이야기하는 걸 좋아하셨다. 상당히 낭만적인 분이라 나와 이것저것에 대해 대화하는 걸 즐기셨다. 당신들이 살아온 가치관으로 봐서는 시부모님은 상당히 열린 사고를 하였고, 좋은 분들이었다.

가슴에 묻은 나의 아들

구십 평생을 살아오면서 후회스럽고 원망스러운 일들이 아주 없는 것은 아니지만 무엇 때문에 내 인생을 망쳤다 혹은 누구에게 속아서 내 인생이 안 풀렸다 하는 마음이 풀리지 않고 맺혀 있는 것은 그다지 없다. 단지 아들을 앞세워 저 세상에 보냈다는 것이 내 평생에 가장 가슴 아픈 일이고 후회스러운 일이다.

아들은 제 할아버지를 닮아서 눈이 크고 미남이었다. 마음 약한 것, 인정이 많은 것은 나를 닮았다. 내가 신문 같은 걸 많이 읽고 남편도 늘 책을 보는 분위기라 그런지 아들도 어릴 때부터 동화, 신문 보는 걸 좋아했다.

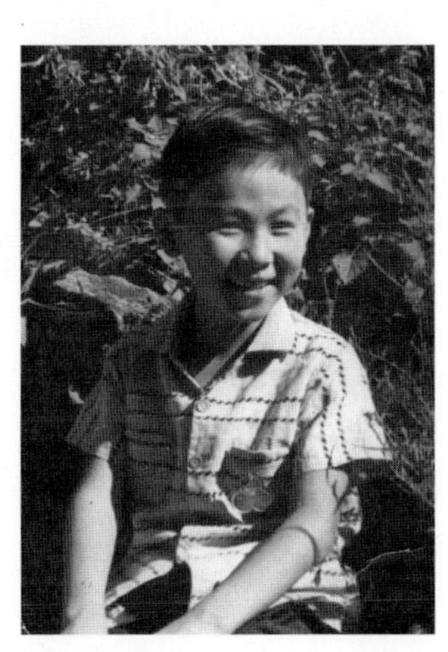
아들 재원

아들이 초등학교 일학년 때 그린 그림이 신문에 실린 일이 있었다. 학교에서 그림을 그렸는데 엿장수가 엿판을 들고 있는 그림이었다. 그 그림이 신문에 실려서 굉장히 보람이 있었다. 신문에 실린 그 그림을 미국 공보원에서 가져갔다. 나중에 아들이 저 세상에 가고 나니 그 그림을 찾고 싶었지만 찾을 길이 없어서 아쉽다.

경쟁이 많아서 경기중 · 고등학교를 나오고 서울대학교 나오기 쉽지 않은 시절에 아들은 기를 쓰고 과외를 시킨 것도 아닌데 공부를 잘했다. 아들은 원체 말이 없고 입이 무거웠다. 중학교 1학년 때 담임이 가정방문을 왔는데 남편이 온말을 할 줄 모르고 항상 반말이라 선생이 그게 불쾌했는지 가정방문 왔다 가고 난 후 학교에서 아들을 무척 괴롭혔던 모양이었다. 그런데 입이 무거운 아들은 그것에 대해서 한마디도 하지 않았다. 아들은 날 닮았는지 예술 방면으로 여러 가지 재주가 많았다. 테니스도 잘했고 사진도 잘 찍었다. 경기고 시절 국어를 잘하면 국어 도사, 수학을 잘하면 수학 도사라고 했는데 아들은 국어 과목에 뛰어나서 별명이 국어 도사였다.

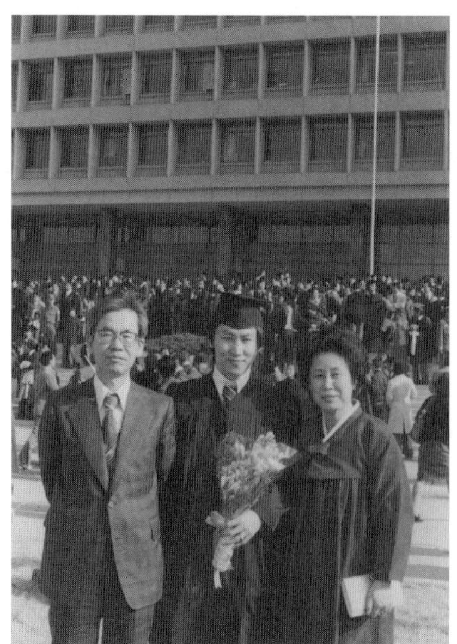
아들이 서울대학교 의과대학을 졸업하던 날

어머니 아버지가 하는 일을 보고 자라면서 자연스럽게 관심을 갖게 되었는지 아들은 우리의 뒤를 이어 정신과를 전공했다. 전공의

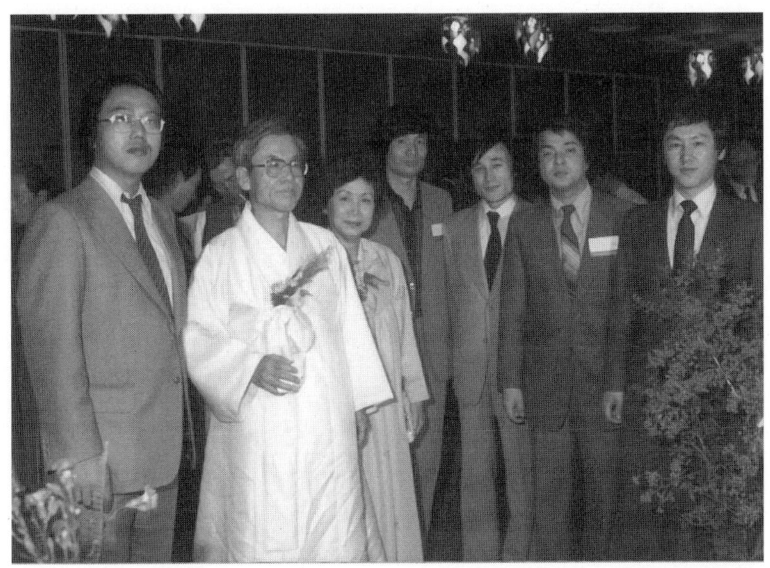

1981년 남편의 환갑기념논문집 출판기념회에서 남편, 아들(제일 오른쪽)과 아들의 친구들

과정과 석사, 박사 과정도 모두 마치고 군대에서 군의관으로 복무 중 잠시 휴가를 나왔다가 반포대교에서 옆에서 달려오던 트럭에 받힌 후 버스와 충돌하는 사고를 당했다. 공교롭게도 그날은 아들이 대구에 있는 모 대학 교수회의에서 정신과 스태프로 임용되기로 결정되었던 날이었다.

1985년 1월 29일 그렇게 아들은 서른네 살의 나이에 거짓말 같이 세상을 떠나고 말았고 나는 말 그대로 평생 내 가슴에 아들을 묻었다. 이 세상을 떠나 땅에 묻히는 아들을 위해 마지막으로 내가 할 수 있는 건 그 애 무덤가의 비문을 쓰는 일이었다. 누구나 그렇듯이 나도 인생을 사는 데 있어서 크고 작은 좌절과 환희를 겪으며 살았지만 아들을 먼저 보낸 것, 대구에 보내지 않았으면 그런 사고가 일어나지 않았을 텐데 하는 후회가 나에게는 지금도 가슴이 아픈, 가장 큰 좌절이다.

아들 친구 몇 명은 아들이 죽고 난 후에도 나에게 연락을 하곤 했다. 가끔 저녁식사를 하자고 연락을 해서 함께 식사를 하기도 한다. 아들의 친구들을 보면 아들 생각이 난다. 얼마나 친하게 지냈는지 고등학교 때 아들과 친구들의 별명이 의리의 사나이들이었다. 엄마들끼리 "너희는 나중에 장가가면 아파트 하나 사서 다 같이 살아라."라고 할 정도였다. 남편이 저 세상 갔을 때 아들의 고등학교 시절 친구 몇 명이 조문을 왔었다. 그때 보니 그들도 다 늙은이가 되어 있었다.

벨뷰정신병원에서 만난 큰 스승

6 · 25전쟁 후 한미재단(American-Korean Foundation)이라는 것이 있었다. 미국의 기업과 일반 시민들로부터 기부를 받아 우리나라에서 고아원, 의료기관, 후생기관 등 다방면으로 원조활동을 펼치던 비영리 기관이었다. 한미재단의 책임자가 닥터 라스크라는 사람이었는데 뉴욕대학의 재활의학과 주임교수였다. 서울대학교 등 대학에 근무하고 있던 교수 여러 명이 한미재단의 도움을 받아 미국 유학을 갔다. 그들은 배를 타고 가야 했기 때문에 미국까지 가는 데 한 달이 걸렸다.

남편은 미국 군의관 한 명과 친분을 갖게 돼 그 사람의 권유로 전쟁이 끝난 1954년 미국 유학을 떠났다. 당시 남편은 대학에 적을 두고 있지 않은 상태였는데 시아버지가 경제적인 능력이 돼서 한미재단의 도움을 받지 않은 자비유학이었다. 남편은 한미재단 후원으로 유학을 떠난 사람들과 달리 배가 아닌 비행기를 타고 미국으로 갔다.

당시 미국에서 가장 활발한 수련병원이었던 뉴욕대학교 부속 벨뷰(Bellevue)정신병원으로 혼자 유학을 간 남편은 1년 후 나를 초청했다. 원체 공부하는 것을 좋아하는 남편은 공부하라고 나를 미국으로 부른 것이다. 첫애 아래로 대구에서 딸 둘을 더 낳아 아이가 셋이나 됐지만 시부모님들은 이해가 넓으셨고, 며느리가 공부하는 것에 대해 반대가 없으셨다.

1955년 어린 세 아이를 시어머니에게 맡기고 남편이 있던 미국 뉴욕대학교 벨뷰정신병원으로 유학을 갔다. 당시 유학 수속을 밟는 절차가 굉장히 까다로워 많은 어려움을 겪었다. 부부유학을 허락하지 않던 이승만 대통령의 방침 때문에 수속이 어려웠지만 미국에서는 정신의학이 전성기를 맞고 있을 때라 보사부 이종진 의정국장의 도움과 여성이었던 미국 영사의 호의로 출국이 가능했다.

벨뷰정신병원은 그 당시 미국에서 제일 유명한 정신병원이었다. 근무를 시작한 지 4개월 만에 나는 체중이 17파운드(약 7.7 kg)가 줄어들었다. 후배들은 나를 보고 내 나이대의 다른 사람들보다 서구화된 것 같은 느낌을 받는다고 하는데 사실 나는 입맛이 완전 한국식이다. 어머니가 워낙 음식 솜씨가 뛰어나서 그런지 지금도 김치도 한 가지만으로 안 되고 배추김치, 깍두기, 나박김치 이런 식으로 여러 가지를 둬야 한다. 원래도 기름진 것을 좋아하지 않은 내가 미국에 가서 미국 음식을 먹으려니 입맛에 맞지 않아 체중이 많이 줄었다.

벨뷰정신병원은 풀 메인터넌스(full maintenance)라 레지던트들에게 숙식이 제공되었다. 취사가 불가능했지만 나는 빵 같은 걸 잘 먹지 못해서 가끔 몰래 밥을 해먹다가 남편에게 핀잔을 듣곤

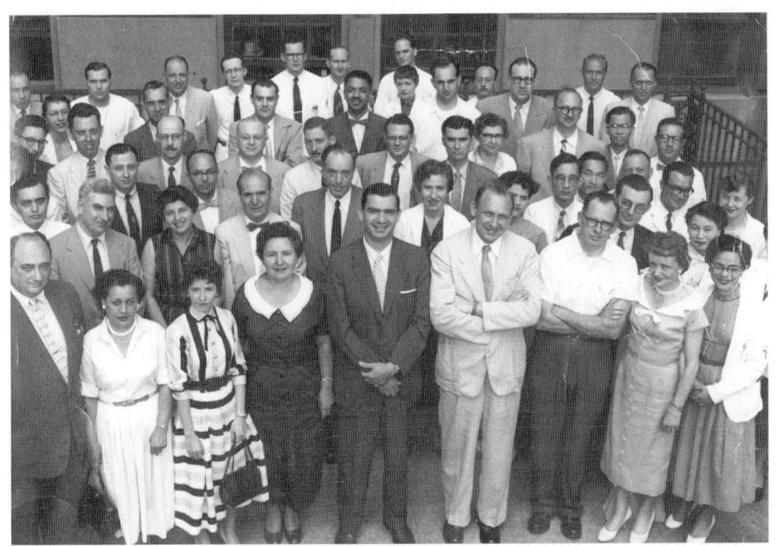

1956년 뉴욕대학교 벨뷰정신병원 1년차 레지던트 시절 두 번째 줄 오른쪽에서 첫 번째가 나. 내 뒤로 두 줄 건너 오른쪽에서 두 번째가 남편 이동식이다. 벨뷰정신병원은 당시 미국 내에서 최고의 규모와 시설을 자랑하는 대형 정신병원이었다. 그런 만큼 남미 구라파 등 세계 각지에서 온 의사들이 많았다.

했다. 침대 두 개, 드레스 룸도 있는 아주 큰 방이어서 남편과 같이 방을 쓸 수 있었다. 음식을 제외하고는 생활하기에 불편함이 없었다. 세미나와 강의를 따라가는 데 영어도 충분치 않았고 빵이니 베이컨이니 음식도 맞지 않았고 문화도 낯설었지만 그래도 환자들과는 잘 통했다. 정신과는 말보다 마음으로 통하는 것이 중요하기 때문에 환자를 돌보는 데는 큰 불편이 없었다.

그때 방청소를 해 주던 여성이 러시아가 공산화가 되면서 미국으로 망명을 온 백계로인이었다. 그녀는 상당한 인텔리였고 인격적으로 훌륭한 사람이었다. 러시아에서는 상류 계층의 삶을 살았을 그녀가 미국으로 망명을 와서 청소 일을 하며 지내고 있었다.

그녀와 관련해서 기억나는 장면이 있다. 미국 음식이 입맛에 맞지 않아 내가 김치를 조금 담가 두었는데 그게 익어서 넘칠 때가 있었다. 우리 방을 청소하던 그녀가 그걸 발견하고 나에게 "얘, 너 맛있는 거, 국물 다 흐르고 있더라." 하고 알려 주었다. 그 장면이 참 인상 깊게 남아 있다.

벨뷰정신병원에서 노인병동의 실태를 보고 깜짝 놀랐다. 당시 내가 보기에는 집에서 충분히 모실 수 있는 상태의 노인들이 감금 병동에 입원해 있었다. 주말에 면회 오는 젊은 아들, 며느리, 딸들이 야속한 느낌마저 들었다. 그런데 지금 우리나라도 같은 상황이 되어 있다.

당시 벨뷰정신병원에는 죄수들의 병동(prison ward)이 있었다. 1년차 레지던트인 나는 어느 날 흑인 살인수를 진찰하게 되었다. 별도로 마련된 진료실에 건장한 흑인 남자와 그를 담당하는 권총을 찬 백인 경관이 들어왔다. 겁이 많은 나는 순간 불안했지만 곧 마음이 침착해지면서 환자의 옆에 붙어서 있는 경관에게 나가 달라고 했다. 경관은 어림도 없는 소리라며 위험해서 안 된다고 단호하게 이야기했다. 하지만 나는 내가 진찰을 바로 하려면 당신이 없어야 한다고 설득해서 내보냈다. 물론 내가 겁이 안 났던 것은 아니지만 그 살인수를 돕고 싶었고 사람 대접을 해야겠다는 정신과 의사로서의 사명감으로 용기를 냈다. 경관이 나가고 문이 닫히자마자 그는 내 앞에 꿇어앉으며 눈물을 펑펑 쏟았다.

"나의 엄마는 큰 농장의 노예였습니다. 백인 농장 주인이 엄마를 수없이 겁탈을 하고 결국에는 내쫓았기 때문에 나는 그 사람을 죽이지 않고는 참을 수가 없었습니다. 당신이 경관을 내보내고 나를 믿어 주니 나는 눈물을 그칠 수가 없습니다."

당시 미국은 흑인들에 대한 차별 대우가 심했다. 아마 그의 어머니가 노예 생활을 하면서 그를 키웠을 것이다. 제대로 된 인간 대접이라곤 받아 보지 못하고 돈 있는 농장주로부터 얼마나 많은 차별 대우와 무시를 당했을 것인가? 억울하게 어머니가 죽고 그 적개심 때문에 살인을 했던 것이다.

그는 자신의 억울한 심정을 털어놓았고 자신의 범죄 사실을 뉘우쳤다. 경관을 내보낸 나의 행동은 아마 그가 평생 처음 경험한 인간대접이었을 것이다. 이것은 평생 잊을 수 없는 인간적인 만남이었다. 나는 이 흑인을 영영 잊을 수가 없었다. 산더미처럼 큰 체격의 흑인이 무너지듯이 바닥에 주저앉아 눈물을 펑펑 흘리던 장면이 지금도 눈앞에 선하다. 그것이 인간이다. 사람이 인생을 살아가면서 정서적으로 감동적인 경험을 한다는 것이 참 중요한 것 같다. 이 사건은 나에게 정신과 의사로서 결정적인 감명과 자신감을 갖게 하였다. 내가 30대에 가장 큰 스승을 만났다면 바로 이 흑인 청년 살인수이다.

아쉽게 끝나고 만 미국 유학 생활

공부하기를 싫어하지 않았던 그 시절의 나는 벨뷰정신병원에서의 의사 생활에 보람을 느꼈다. 실력이 부족한 영어로 환자를 진료하는 데도 병실 환자들이 나를 많이 좋아했고 소통이 잘 되었다. 환자들이 나를 좋아했던 것은 나에게서 풍기는 동양 사람의 어떤 특성, 아마도 깊은 정 때문이었을 것이다. 적극적이지는 않았지만 정이 많고 섬세해서 환자들이 많이 좋아했다. 환자뿐 아니라 윗사람들과도 잘 지냈다.

미국에서 살아보니 마음에 안 드는 점이 많았다. 그렇다고 서양 사람들하고 못 어울렸던 것은 아니었다. 나는 엘리베이터를 탈 때 여자라고 양보하면 먼저 타지만 그렇지 않은 경우 남보다 먼저 타지 않는다. 나는 그런 점을 철저하게 지킨다. 어머니가 예의범절을 철저히 교육하셨기 때문일 것이다.

남편은 식당에서 여러 사람과 식사를 하다가도 먼저 식사를 마치면 자리를 떴다. 하지만 아무도 이동식을 미워할 수 없었다. 서양 사람의 관점에서 보면 남편이 다소 매너가 없기는 하지만 일부러 그러는 것은 아니라서 다들 이동식은 그런 사람이라고 인정을 했고, 또 그가 자기 일에 워낙 철저하고 그 실력을 따라올 사람이 아무도 없으니 미워할 수 없었던 것이다.

남편은 자기 주관이 강해서 자기가 서양식으로 행동해야 한다고 생각하지 않았다. 남이 뭐라 해도 그것에 동요하지 않았다. 남편은 가식이 없고 방어가 없었다. 지금은 우리나라도 여러 가지 면에서 많이 서양화가 되었지만 그때만 해도 서양과 우리나라는 문화적 교류가 많지 않은 완전히 딴 세계였고 다른 점이 너무 많았다. 예를 들면, 미국 사람들은 만날 때마다 매번 "하이!" 하고 미소 지으며 인사를 했는데 남편은 그것이 너무 가식적이라고 생각을 했다.

10번가에 있던 벨뷰정신병원에서 쇼핑을 하기 위해서는 34번가에 있는 메이시라는 큰 백화점을 가야 했다. 당시 한국 사람이라곤 거의 없다시피 했고 차가 있는 것도 아니어서 백화점에 가기

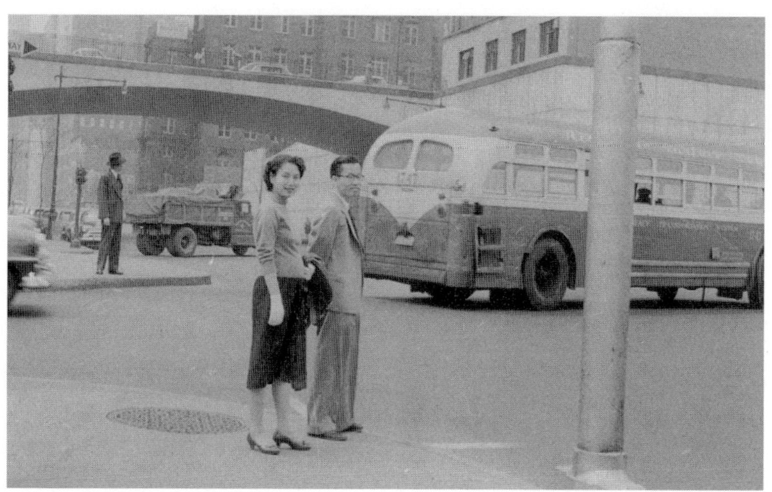

뉴욕 벨뷰정신병원 유학 당시 남편과 나

위해서는 버스를 타야했다. 워낙 겁이 많은 나는 혼자 나서기가 무서웠는데 야속하게도 남편은 한 번도 그 길을 동행해 주지 않았다. 대신 남편은 한미재단의 후원으로 유학 온 다른 교수들에게 전화를 걸어 나의 쇼핑 길에 동행해 주기를 부탁해서 나는 그들과 함께 쇼핑을 하러 가야 했다. 남편은 미국에서뿐만 아니라 한국에서도 평생 백화점에 같이 가는 일이 없었다. 옷이든지 뭐든지 자기 물건을 스스로 사 본 적이 없다. 다른 사람들은 내가 워낙 다 챙겨줘서 남편이 스스로 안 하는 거라고 하지만 안 해 줄 수 없을 정도로 그런 쪽에 무관심한 사람이었다.

남보다 일찍 미국 유학은 했지만(1955~1956년) 한국에 남겨 둔 삼남매와 넷째의 임신으로 1년 2개월 만에 한국으로 돌아와야 했다. 한국에서 시어머니가 아이들 사진을 보내 왔는데 사진 속의 아이들이 기가 죽어 보였다. 게다가 큰애가 그림을 그려 보냈는데 오줌을 누는 그림이었다. 정신의학에서는 소변보는 그림은 상당히 공격적이라는 의미로 해석된다. 그걸 보니 아이들이 별로 잘 지내지 못하고 있다는 생각에 걱정이 되었다. 그리고 귀국해야 할 또 다른 이유가 내게 생겼는데 넷째 아이의 임신이었다.

주위 사람들과 동료들은 미국에서 아이를 낳으면 부모들도 시민권을 갖게 되서 미국 시민으로 살 수 있는 좋은 기회라고 만류를 했지만 나는 레지던트 2년차 생활을 중단하고 귀국을 하였다. 미국으로 유학을 떠나기는 했지만 남편도, 나도 미국에 뿌리내리고 살 생각은 꿈에도 없었다. 왜냐하면 나는 어릴 때 굶기를 밥 먹듯이 했어도 모든 면에서 뛰어난 덕분에 존중받으며 학교생활을 했기 때문에 한국에서의 삶이 불만족스럽지 않았다. 돈은 없어도 기가 살아 있었고, 할아버지와 아버지 영향으로 국가관이 투철해서 미국에서 살 생각이 전혀 없었다.

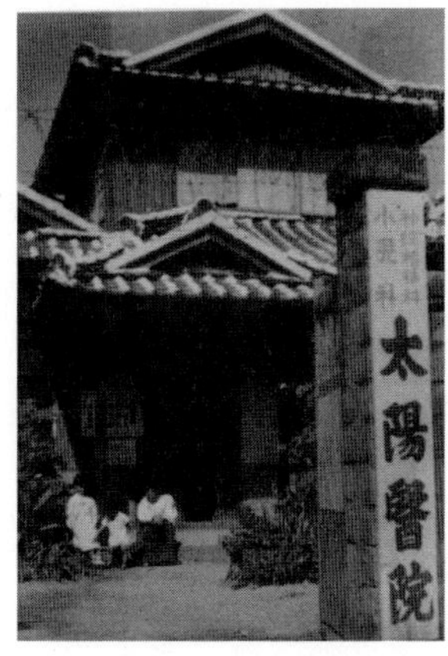

1957년 여름 대구 태양의원

한국에 돌아온 후 〈태양의원-소아과 정신과〉라는 간판을 달고 개인 병원을 열어 가족의 경제를 책임지며 남편이 미국 유학을 마치고 돌아오기를 기다려야 했다. 이 기간은 나에게 현실에 대해서 많은 것을 알게 해 주었고 후에 정신치료자로서의 보람에 긍정적인 영향을 주었다.

학교 다닐 때는 돈이 없어 굶기를 밥 먹듯이 해도 나는 몽상가였다. 혼자 있기를 좋아해서 고등학교 때도 혼자 코스모스 밭을 걷곤 하는 센티멘털리스트 혹은 로맨티스트였다. 친정에서는 언니하고 둘만 있어서 현실적인 인생 경험이 적었다고 할 수 있다. 서울대학교 정신과 교실에 있을 때는 정신과 교실에 한정되어 생활을 했는데 동산병원 소아과에서 근무할 때는 애들은 물론이고 그 어머니들, 다른 스태프들과 접촉을 하면서 자연스럽게 인생 경험이 많아졌다. 더군다나 시어머니, 시동생들과 함께 살면서 세상 경험이 늘 수밖에 없었다. 공상가 기질이 다분했던 내가 개업을 하니 더욱더 현실에 직면할 수밖에 없게 되었다.

파리에서 남편이 나에게 보낸 편지(1958년 9월 27일) "공부를 하고 人生의 경험이 늘어갈수록 모든 일에 '道'를 닦아야 한다는 것 切實히 느껴지며 남을 尊重하고 自己를 尊重하는 態度가 重要하며 學問도 結局 道德에 還元되는 것 같습니다. 家族에 對한 計畫 以外로는 '經驗'이라는 것이 무엇이냐 communication이란 무엇이냐 思考란 무엇이냐 사람 乃至 relatedness란 무엇이냐 等等의 問題의 闡明에 나의 理論的 活動의 平生의 目標가 서 있습니다. 不必要하게 남과 衝突에 시간을 虛費하기에는 余生이 너무 짧다고 느껴집니다. 당신이 나의 計畫을 알 必要가 있겠지요. 9월 27일 秋夕날밤 파리 客舍에서" 라고 적혀 있다. '남을 존중하고 자기를 존중하는 태도'라는 말에서 남편의 사상이 시대를 앞서 있음을 알 수 있다. 자기를 존중한다는 것은 지금은 흔히 들을 수 있는 말이지만 1950년대에는 그런 생각을 하는 게 쉽지 않았다.

6·25전쟁 후부터 대구에서 10년을 사는 동안 남보다 아이도 여럿이고 시부모님과 시동생들 대식구가 살다보니 부르는 소리에 대답하기도 바쁜 날들이었다. 진짜 인생 공부는 그때 다 한 것 같다.

1956년 내가 먼저 귀국을 하고 난 후에도 남편은 혼자 남아 공부를 마치고 미국 병원에서 부원장으로도 일한 후 1958년에 돌아왔다. 1954년 유학을 떠났던 남편은 4년 4개월만인 1958년 가을 귀국을 했다.

남편이 수도의대(현 고려대학교 의과대학) 교수로 발령을 받아 십여 년의 대구 생활을 마감하고 1959년 3월 다시 서울로 올라왔다. 남편은 귀국 후 경북의대에서도 교수 임용 제안이 있었지만 수도의대로 갔다. 하지만 수도의대는 학교재단이 많이 불안정해서 거의 해체되다시피 하고 여러 가지 텃세들로 다시 경북대학으로 가게 되었다.

그러나 경북대학에서의 교수 생활도 짧게 끝나고 말았다. 남편이 경북의대에 있을 때 한 신문사의 기자가 남편에게 인터뷰를 왔다. 그에게 남편이 경북대학의 내분에 관해 입바른 소리를 했다. 남편은 원래 솔직해서 하고 싶은 말을 다 하는 사람이었다. 그런데 그때가 어느 땐가? 5 · 16 쿠데타 이후 국가재건최고회의에 의한 통치가 삼엄한 시기였다. 기자가 나쁜 의도가 있었던 것은 아니었겠지만 남편과의 인터뷰를 기사화해서 신문에 실었고 그 일로 인해 남편은 박정희를 비난했다는 이유로 구속되어 재판을 받게 되었다. 그때는 남편 말고도 그런 일이 흔했다. 지금도 잊어버리지 않고 있는 남편의 죄목은 『특정범죄 처벌에 관한 임시특례법』 제3조 3항이었다.

군법재판에 회부되었기 때문에 법무관이 남편의 재판을 담당했는데 그 법무관이 나의 1년 후배의 남편이었다. 재판관이 부인인 내 후배를 통해서 재판받는 동안 이동식 선생이 자제를 했으면 하는 부탁을 해 왔다. 그래서 김규영 선생이랑 모두 가서 재판에 가서 이런 말만 안 하고 가만히 있으면 된다고 설득을 했다. 그렇게 당부를 했건만 남편은 재판관이 부탁한 대로 하지 않고 재판정에 가서 기가 펄펄 살아 국가를 비난하고 취조관들이 자신을 무례하게 대했다고 자기 할 소리를 다 하는 것이 아닌가. 그러니 아무리 후배의 남편이 재판관이라 하더라도 어떻게 손쓸 방법이 없어 실형을 받고 말았다.

그런 면에서 남편은 비교적 두려움이 없고 배짱이 있는 사람이라고 할 수 있다. 이것은 시할아버지를 닮아 어느 정도 타고 난 면도 있고 후천적인 영향도 있을 것이라 생각한다. 그 시절에 아버지가 제국대학을 나왔고 집안의 장손이었으니 남편도 성장 환경에서 기가 죽을 일이 별로 없었을 것이다.

이렇게 해서 경북대학교를 그만두게 되었고, 그것으로 남편의 교수생활은 끝이 났다. 보석으로 풀려나와 징역살이는 그리 오래 하지는 않았다. 당시 보석금은 10만 원이었다. 그 금액은 제2공화국 국무총리를 지내다 1961년 5 · 16후 반혁명음모사건으로 『특정범죄처벌에 관한 임시특례법』 제3조 2항(미수범, 예비, 음모)이라는 죄목으로 징역 10년을 선고받았던 장면(1899~1966) 씨의 보석금과 같은 금액이었다. 당시 지금의 정신치료연구원(동북의원 건물)을 짓느라 경제적으로 여유가 없어서 친구에게 돈을 빌리고 피아노도 팔아 보석금을 마련했다.

5

정신치료자로서 걸어온 길

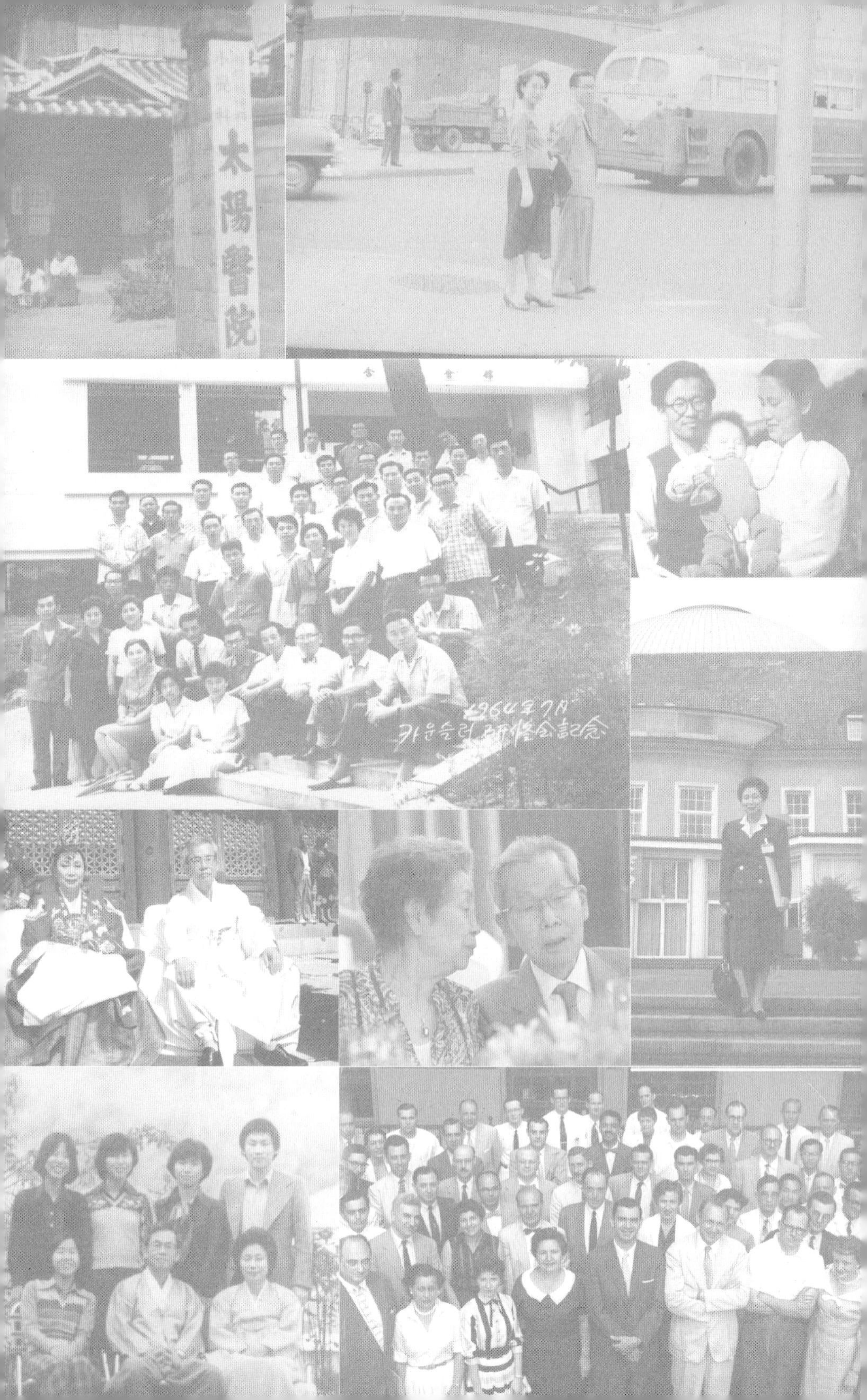
太陽醫院
1964年7月
카운슬러 研修会記念

서울국립정신병원

1962년 3월부터 1966년 7월까지 나는 서울국립정신병원에서 특치(특수치료) 과장을 역임했다. 당시 미국 문화가 들어와서 정신과를 포함한 의학뿐 아니라 여러 다른 분야에서 서양화, 미국화하느라 여러 가지 붐이 일었다. 그 일환으로 국립정신병원과 국립의료원도 생겼다. 당시 국립정신병원은 새로 지은 건물과 시설 등으로 많은 환자를 수용 · 치료할 수 있었다.

나는 어릴 때부터 공부를 잘해서 그만큼 이상이 높았고 가능하면 대학에 남고 싶었다. 하지만 세상도 변하고 내 개인 환경도 변해서 학교에 남지 못했다. 이화여자대학교 의과대학은 정신과가 생기기 전이었고, 서울대학교는 서울대학교 출신이 남아서 내가 대학병원 스태프로 들어가려면 수도의대(현 고려의대)로 들어가야 했다.

경성여의전은 김종익의 유언으로 세워졌지만 그의 사후 학교 재단이 시원찮아서 학교를 유지할 힘을 가지지 못하고 결국 학교가 수도의대로 넘어가는 등 수난을 겪었다. 수도의대 역시 교세가 승하지 못해 스태프 인원을 더 불리기 곤란한 상태였다. 또 그 당시 수도의대 정신과는 이병윤 선생이 과장으로 있었는데 선배인 내가 이병윤 밑에 들어갈 수도 없었다.

이처럼 여러 가지 이유로 모교인 수도의과대학에 들어갈 수 있는 조건이 되지 않아 대학에 남고 싶다는 바람을 접어야 했던 시련기였지만 서울국립정신병원에서 근무했던 시절은 값진 날들이었다. 환자 진료에 재미를 가졌고 자신도 있었다. 이 시절의 경험은 내가 정신과 의사로서 자신을 느낄 수 있는 토대가 되었다. 진정한 정신과 의사로서 정체성이 확립되어 가는 것을 느꼈다.

나 같은 겁쟁이가 흥분하는 정신과 환자들에게 별로 겁이 나지 않았고 환자들은 나를 좋아했다. 의식적으로 노력해서가 아니라 내 안에 있는 인간 본연의 자비심이 무의식적으로 드러나서 그러했을 것이라 생각한다.

미국 벨뷰정신병원 죄수 병동의 경험과 아이들을 키우며 시어머니, 시동생들과 함께 살면서 경험한 인간관계가 그 토대가 되었을 것이다. 흥분하는 환자도 의사가 자기를 대하는 태도에 따라 반응이 다르다는 것을 정신과 의사라면 누구나 경험해 보았을 것이다.

아버지의 항일운동과 행방불명, 네 번이나 전학을 해야 할 만큼 불안한 초등학교 시절, 굶기를 밥 먹듯이 하고 월사금도 제대로 내지 못했던 가난한 생활……. 여리고 겁쟁이였지만 어린 시절부터 남들은 겪어 보지 못했을 많은 일을 겪으면서 그것이 내가 알지 못하는 사이 내 안의 힘으로 자리 잡은 듯하다. 지금의 내 모습을 보면 그런 삶을 살았으리라고 짐작하지 못하겠지만 나름 파란만장한 삶을 살았던 경험이 나도 모르게 강인함으로 빚어져서 환자와의 관계에서 발휘가 되는 것 같다.

서울국립정신병원 시절 인생무상을 절감했던 사건이 있다. 당시 여자로서는 우리나라에서 최초로 서울대학교 불문과를 졸업하고 불란서 유학길에 올랐다가 파리 공항에 내리자마자 정신병이 발병하여 귀국당해 온 여자 환자가 있었다.

그녀는 아버지와 여동생이 의사인 아주 좋은 집안의 딸이었다. 미모의 그녀가 심한 퇴행 상태에서 '쩨짤 쩨짤(세살이라는 뜻)' 하면서 화장실에 가서 똥을 주워 먹는 모습은 내 마음을 크게 자극했고, 인생의 허무함을 실감케 했다. 그때처럼 인생이 무상하고 비참하다고 느낀 적이 없었다. 나는 지금도 가끔 그녀 생각을 하면 눈물이 난다.

서울국립정신병원 시절 김수곤 선생이라고 있었는데 서울대학교 의과대학 출신으로 우리 학회의 문홍세 선생보다 1년 선배이고 이부영 선생과는 동기이다. 그는 지금 뉴욕에 살고 있는데 한국에 오면 나에게 꼭 연락을 한다. 지난해에도 전공의 워크숍(2016년 8월)에 참석하고 있는데 전화가 왔다. 워크숍 중이라고 했더니 학회 장소인 서울대학교 치과병원으로 와서 잠깐 얼굴을 보고 갔다.

그는 사람이 조용하고 성실하면서도 자기 주관이 강한 사람이었다. 서울국립정신병원에 근무할 당시 일반 행정직원들 하고도 타협하지 않을 것은 절대 타협하지 않았다. 그때 당시 서울국립정신병원은 보사부 직원 등 손님들이 많이 방문했다. 그러면 서무과장이 손님을 맞이해서 병원을 소개하며 병실도 시찰하게 했다. 그때 김 선생이 서무과장이 보사부 직원을 데리고 병실에 들어오는 것을 못하게 막았다. 환자의 인권과 비밀 유지 등을 생각하면 아무리 보사부 산하 병원이라지만 굳이 병실까지 들어갈 필요나 이유가 없다는 것이 그의 생각이었다. 그 당시 그 문제로 다소 무리가 있었다. 국립병원에서 자신의 지위나 출세를 생각하면 그의 그런 행동은 결코 아무나 할 수 있는, 쉬운 일이 아니었기 때문에 그를 특별히 더 기억한다. 다른 사람에게는 흔히 찾아볼 수 없는 좋은 점이라고 생각한다.

그는 한길회에서 남편과 함께 공부를 했던 멤버였다. 한길회는 뉴욕에서 정신과 의사 등으로 이루어진 모임으로 남편이 지도했었다. 김수곤 선생은 지금까지도 동양철학 등을 공부하고 있고 한번씩 한국에 나오면 책을 많이 사들고 가는 모습이 남다르다.

정신치료자로서 걸어온 길

1962년 성북동에 병원을 새로 짓고 1965년 8월 동북신경정신과 의원(현재의 정신치료연구원)을 개원했다. 우리가 병원을 성북동 주택가에 짓자 사람들은 시내에 개업을 하면 환자가 더 많이 올 텐데 왜 그러느냐고 했지만, 정신분석치료를 하기 위해서는 조용한 곳이 좋겠다고 생각해서 굳이 외지고 한적한 주택 지역을 고집했다. 우리가 병원을 개업하기 이전에는 개인 정신과 병원은 베드로 병원 등 한두 개 정도밖에 없을 만큼 당시만 해도 개인 병원으로 정신과를 개업하는 건 드문 일이었다.

경북대학에서 필화사건으로 해임을 당한 남편은 그 후 여러 대학 외래교수로 강의를 나가며 동북의원에서 함께 일했다. 남편과 같은 병원에서 일했지만 진료에 있어서는 철저하게 서로의 일이 분리돼 있었고 각자 담당 환자만 보았다.

1960, 1970년대에는 전국에서 개업한 여자 정신과 의사가 열 명을 넘지 않았으니 여자 정신과 의사에 그다지 익숙하지 않은 당시의 환자나 환자 보호자는 나를 간호사로 오해하기가 일쑤였다. 처음부터 나 혼자 개업을 했더라면 어땠을지 모르지만 남편이 워

낙 대가여서 같은 건물 안의 나는 자연히 조수 격이었다.

지금도 그리 흔한 것은 아니지만 당시만 해도 정신치료를 하는 병원은 드물었다. 대부분은 입원을 시켜 약물치료를 많이 했다. 규모가 큰 종합병원의 신경정신과나 전문정신병원에서는 많은 환자를 수용하고 있기 때문에 개별적으로 신경을 써 주지 못하지만 정신치료를 주로 하는 우리 병원은 환자 한 명당 1시간 정도의 정신치료를 했고, 철저하게 예약 제도를 실시했다. 주로 찾아오는 환자들은 노이로제 환자, 신경성 환자로 알음알음으로 찾아오기도 하고 다른 병원에서 소개를 받고 오기도 했다. 종합병원에서는 정신치료를 하기 어렵기 때문에 멀리서 찾아오는 환자들도 많았다. 그리고 일반 환자들뿐만 아니라 후배 정신과 의사들도 슈퍼비전을 위해서 찾아오기도 했다.

나는 의과대학 시절에는 정신치료에 대한 인식이 별로 없었다. 서울대학교 정신과 교실에 입국하고 나서 레지던트로서 전기치료 등 여러 가지 치료를 했지만 가르치기 좋아했던 남편이 희망자들을 모아서 정신치료 책을 읽는 세미나를 열었고, 그 밑에서 공부를 하다 보니 정신치료 쪽으로 흥미가 생겼다.

남편은 서울대학교 근무할 때부터 정신치료를 하겠다는 의지가 강했다. 남편이 정신과를 시작할 때는 국내에서는 서울대학교 의국에 함께 있었던 김성희 선생이 정신치료를 했고 그 외에는 정신치료를 하는 사람이 거의 없다시피했다. 그러다가 6·25전쟁 후에 점점 정신치료에 관심을 두고 정신치료를 하는 사람들이 생겨났다.

남편은 공부에 빠지는 데는 뭐가 있어서 공부를 열성적으로 했다. 남편은 '이걸 하겠다.'고 결심을 해서 계획을 세워 어떤 공부를 해내는 것이 아니라 공부하는 것이 습관이었다. 졸지 않으면 공부를 한다 그럴까? 그러다보니까 아는 게 참 많았다. 생전에 초독 시간에 단어의 정확한 뜻을 찾기 위해서 사전을 찾아보라 해서 정확한 뜻이 나오지 않으면 또 찾아보라고 할 정도로 대충 넘어가지 않고 철저하던 모습을 함께 공부했던 여러 회원들도 기억할 것이다.

정신치료를 적극적으로 했던 남편을 따라 나도 정신치료를 하는 정신과 의사로서 오늘날까지 살아왔다. 정신치료의 대가인 남편 이동식 선생과 60여년을 해로했으니 자타가 공인하는 그의 제자 격이다. 물론 공부의 질로 보나 양으로 보나 그와 비교할 수는 없지만 정신치료학회의 공부 시간에는 거의 빠지지 않으려고 노력해 왔다.

1967년부터 1992년까지 남편이 연세의대 정신과 교실에서 정신치료 지도를 했는데 나도 동행하여 공부했다. 내가 속해 있는 한국정신치료학회가 창립된 1974년부터 학회에 참여하고 있으며, 지금도 몇 명의 환자를 보고 있다. 공부제일주의인 남편 이동식의 영향으로, 혹은 강요로 거의 40년 이상의 세월 동안 정신치료 이론 공부, 사례 공부 외에도 불교, 유교 공부에 동참했고 국내외 학회에도 적지 않게 동참했다.

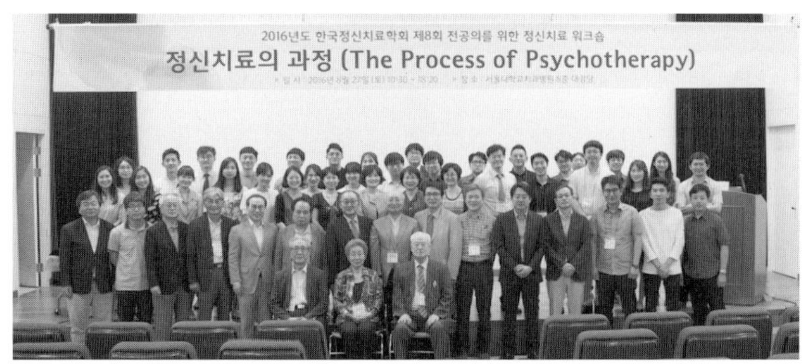

한국정신치료학회 제8회 전공의를 위한 정신치료워크숍(2016년 8월 27일)

서양의 정신치료 이론과 실제에 대한 공부에만 의존하지 않고 동양 사상과 동양 문화를 바로 알기 위해 근 40년을 계속하고 있는 도정신치료 공부에 동참했던 것이 지금도 정신치료를 계속할 수 있고 정신과 의사로서 보람을 느끼게 하는 힘이 되고 있다.

내가 집에서 책을 펼치고 있을 때 가장 만족해하는 남편의 공부열에 맞추기는 힘들었지만 지금까지 젊은이들과 함께 공부하는 시간을 가지고 있다는 사실만으로도 보람을 느낀다. 현재까지도 학회 회원들에게 사례지도감독을 하고 있다는 것도 보람이다.

나는 정신병적인 환자, 특히 정신분열병 환자를 비록 약간의 증상이 남아있지만 사회생활을 할 수 있는 단계까지 이끌어서 유지하는데서 정신치료자로서 가장 큰 보람을 느낀다. 이런 환자들을 치료하는 데 있어서 무엇보다 공감이 중요하고 현실 생활에서 교육적인 역할도 필요하다. 완벽하게 건강한 몸이라는 것이 있을 수 없듯이 정신적으로 결함과 취약함이 있다 하더라도 현실적으로 어느 정도 기능할 수 있으면 된다고 생각한다.

강박증 환자를 잘 치료해서 남편이 간혹 자신이 진료했던 환자 중에 강박증 환자를 나에게 의뢰하곤 했다. 내가 약간 로맨틱하고 센티멘털한 면이 있어서 그런 환자들과 느낌이 잘 통하는지 치료가 잘 되었다.

내가 치료하고 있는 환자 중의 한 명은 십대인 중학생 때 우리 병원에 입원했다가 이후로 지금까지 치료를 계속하고 있다. 그동안 직장인으로서 사회생활을 잘 해냈고 내년에 정년퇴직을 앞두고 있다. 환자가 치료되는 것은 의사의 힘도 있지만 환자 본인의 긍정적인 힘도 작용한다는 것을 인정해야 한다. 치료자의 능력과 치료자 환자 간의 상호 관계도 중요하지만 환자의 힘을 도외시하고 오직 의사만의 힘으로 치료가 된다고 할 수 없다. 즉, 치료는 의사 혼자만의 힘으로 되는 것이 아니다. 환자 본인이 그동안 활용을 못하고 있었던 잠재력이 발휘가 돼서 치료가 된 것이기 때문에 그 사람 본인의 힘이 작용하는 것이고, 의사는 그 힘을 키워 주는 역할을 하는 것이다.

처음에는 증세가 심했던 환자들이 30, 40년을 거의 중단 없이 치료를 계속하고 있고 지금도 망상이 가볍게 남아 있으나 전문직업인으로서 직장인으로서 혹은 주부로서 생활을 잘하고 있다는 사실은 내가 정신과 의사 생활에서 정신치료자로서의 성취감을 느끼는 뿌리들이다.

1991년 신사임당상 수상

나는 1991년 5월 대한주부클럽연합회에서 주관하는 신사임당상을 수상했다. 신사임당상은 1969년 시작되어 매년 5월 경복궁에서 수상식이 거행되었다. 덕이 높고 어진 어머니이며, 지극한 효녀로서 학문이 깊고, 시문 · 서예 · 그림 · 자수에 이르기까지 탁월한 재능을 보였던 '신사임당'을 한국의 여인으로 부각시키는 한편 이를 통해 건전한 여성상을 확립하고 여성들의 부덕과 재능을 발굴 · 개발함으로써 건전한 여성문화를 이룩하기 위한 목적에서 실시되었다. 지금 사람들은 모르겠지만 당시에는 텔레비전에서 중계를 할 정도로 관심이 많았으며, 수상자로서는 큰 영광이었다.

당시 대한주부클럽연합회는 내가 연로한 시부모를 모시면서 1남 4녀를 훌륭히 키워 냈으며, 여성과 청소년의 정신건강을 위한 무료상담 활동을 펼치는 점 등을 높이 사서 신사임당상 수상을 결정했다고 밝혔다.

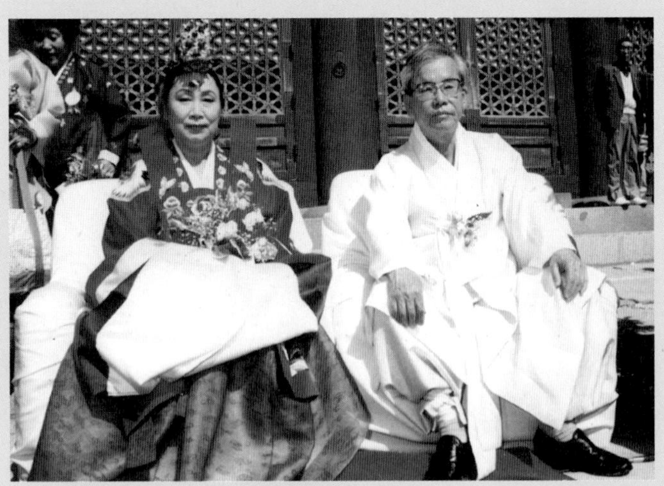

1991년 신사임당 수상식 남편과 나

의사 환자 관계

환자를 진료하는 데 내 나름의 원칙이 몇 가지 있다. 정신과 의사가 아니라도 의사는 환자를 도와주려는 마음이 다른 어떤 것보다 첫 번째가 되어야 한다. 그럼 과연 어떻게 도와주느냐 하는 길을 찾기 위해서 공부를 하는 것이다.

환자를 진료하기 전 언제나 단정한 준비를 하고 환자가 꼭 나을 것이라는 신념을 갖는 것이 중요하다. 그런 마음으로 임하면서 환자 자신 또한 병을 고칠 수 있다는 의지를 갖도록 하고 동기를 찾도록 도와주어야 한다. 좋아질 것이라고 의사가 확신하지 못하는데 환자의 병이 좋아질 리 없기 때문이다.

환자를 맞이하기 위해서 항상 단정하게 준비를 하고 있어야 한다. 그러면 환자를 맞이하는 나는 물론이거니와 환자도 태도가 달라지기 때문이다. 초창기 동북의원 시절 병원과 살림집이 함께 있었을 때도 나는 환자를 만날 때 집에서 입고 있던 옷을 그대로 입고 나와 진료를 하는 일이 절대로 없었다. 진료와 가정생활을 철저하게 구분했다. 그것이 환자를 존중하는 것이며, 다른 무엇보다 환자가 중요하다는 생각을 항상 가지고 있었다.

나의 호는 선재(善齋)인데 착한 집이라는 뜻이다. 서울국립정신병원을 그만두던 해인 1966년경 일중 김충현(一中 金忠顯)이라고 하는 서예가가 지어 주었다. 우리 나이에는 일중이라 하면 다 알 정도로 유명한 서예가이다. 나는 어려서부터 서예를 잘 한다는 소리를 들었지만 정식으로 배운 일은 없어서 제대로 공부해 볼 마음으로 1960년대 잠시 일중 김충현 선생에게 사사하기도 했다.

✠ 신년휘호

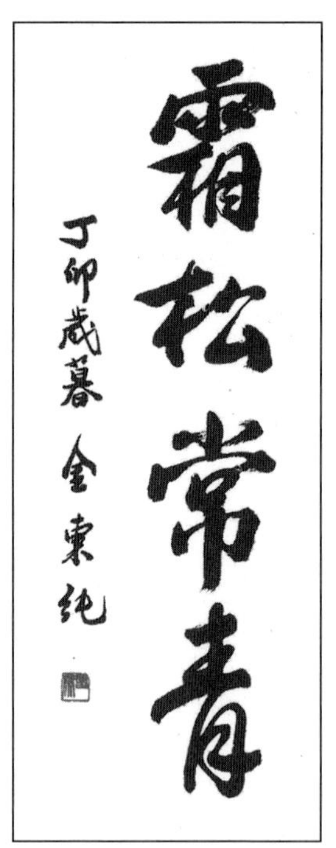

상송상청

소나무는 서리를 맞아도 늘 푸르다.
기개가 있는 사람은 모진 고난에도 꺾이지 않음을 뜻한다.

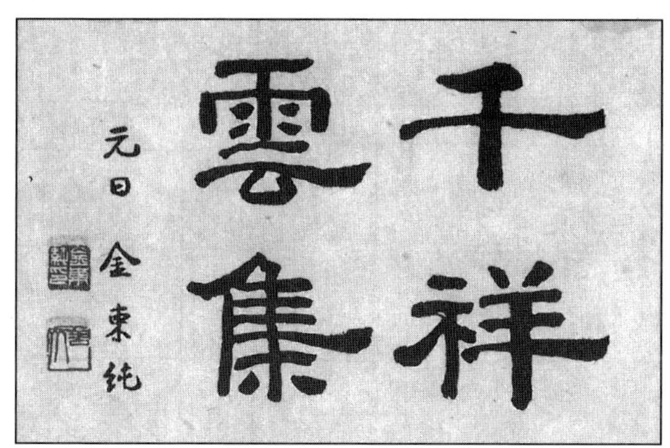

천상운집

온갖 상서로움이 구름처럼 몰려든다.

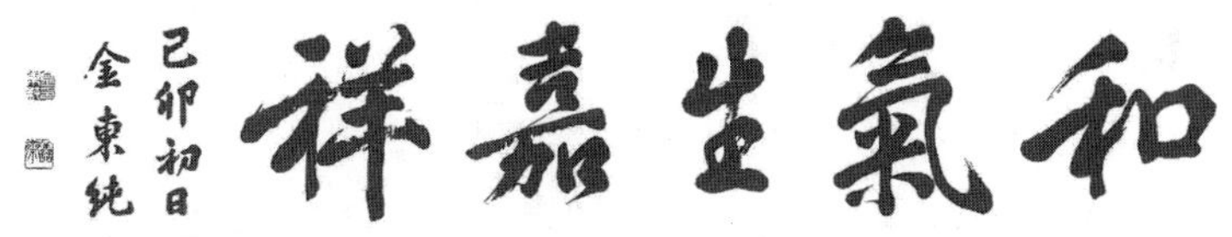

화기생가상

평화로운 곳에 좋은 일이 생긴다.

나이 들기 전에는 매년 붓글씨로 신년휘호를 직접 쓴 연하장으로 지인들에게 새해 인사를 하곤 했다. 초등학교시절 선생님들 공문을 대신 써 주곤 했던 나는 붓글씨로 여러 학술지나 책의 제호를 쓰기도 했다.

✠ 제호

精神治療

〈정신치료〉

女性精神醫學

〈여성정신의학〉

韓國精神治療學會誌

〈한국정신치료학회지〉

女醫會報

〈여의회보〉

德術並優
女醫會報百號記念
癸酉夏日善齋金東純

一切唯心造
癸酉仲春善齋金東純

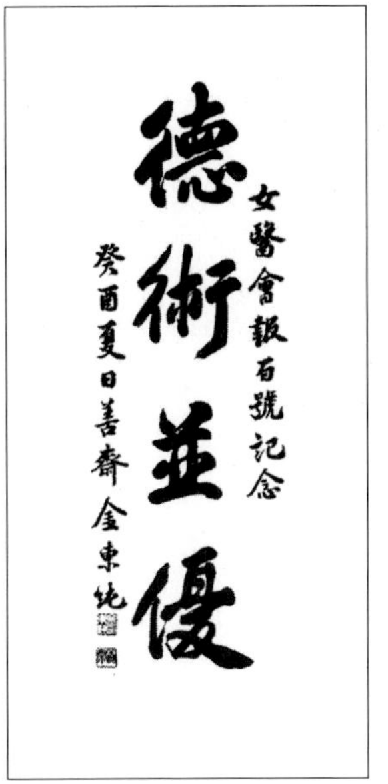

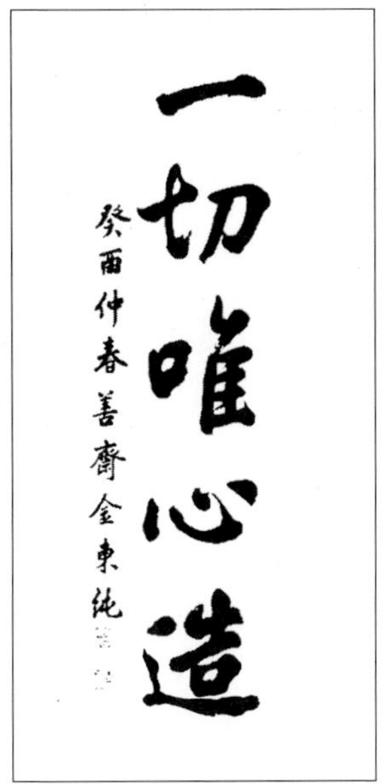

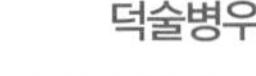

덕술병우

덕과 술이 나란히 우수해야 한다. 기술과 인격이 나란히 우수해야 한다는 의미

일체유심조

내가 가장 좋아하는 글귀이다. 모든 것은 마음이 만들어 낸다는 의미

붓글씨 이야기를 하는 이유는 의도(醫道)에 대해서 이야기하고 싶어서이다. 서예라는 말이 일반화되다 보니 서도가 많이 변질이 됐다는 느낌을 받는다. 서예란 말이 서도의 변질을 반영하듯이 의술이라는 말이 의사의 태도나 가치관 변화를 반영하는 것 같다. 예전에는 의사라고 하면 의료 기술을 행하는 사람이지만 환자의 아픔을 어루만져 주는 인술(仁術)이 강조되는 느낌이었다. 반면 요즈음은 기계 문명의 발달로 인해 기계 의존적인 의술이 강조되는 것 같다.

인술(仁術)이라고 할 때 인은 어질 인(仁) 자를 쓰는데 사람이 빠진 어질 인은 없기 때문에 의사로서 너무 의술만 앞세우지 말고 사람에 대한 배려가 가장 우선돼야 한다는 생각은 예전부터 지금까지 변함없다.

의사와 환자의 관계는 정신과에서 특히 중요하다. 환자는 믿음이 있어야 하고 의사는 자비심이 있어야 한다. 정신치료자에게 있어서 무엇보다 공감 능력이 중요하다.

나를 믿고 치료받으러 오는 환자들에게 내가 죽어 없어진다는 것이 미안하다는 생각을 한다. 30년을 치료받는 동안 학교를 마치고 전문직 시험을 여덟 번 쳐서 통과했고 망상과 분노가 남아 있지만 그런대로 전문직 종사자로서 삶을 꾸려 나가고 있는 환자, 35년 동안 약속 시간에 거의 어김없이 오는 현직 교사, 감정적으로 미숙한 상태에 있는 치료 20년이 넘어가는 의부증의 중년부인, 피해 망상적 느낌으로 힘들게 생활에 적응하느라 노력하는 청년, 정서적으로 거의 십대 상태에서 성장하려고 노력하는 중년 여인 등의 환자들에게 내가 죽는 것이 미안하기 짝이 없다.

그들은 왜 나에게 그 긴 세월 치료를 받으러 왔을까? 분명한 것은 그들이 나에게 힘을 받는 면이 있기 때문에 장기간 치료가 이어질 수 있었다는 것이다. 내가 현실적인 욕심이 다른 사람보다 약하다는 점, 긍정적으로 표현하자면 다른 사람보다 사리사욕이 덜한 점이 그들에게 긍정적인 영향을 주는 것으로 생각한다. 경쟁심이 많지 않은 점이 세상사는 데는 단점이지만 환자를 보는 데는 장점이 되었다.

나는 별명이 겁쟁이, 울보라고 할 만큼 감성적으로 섬세한 면이 있다. 지금은 나이가 들어 덜하지만 어릴 때는 동냥하는 거지들이 가여워서 그냥 지나치지 못하고 뭐라도 꼭 줘야 할 만큼 정이 많았다. 탁발하러 왔던 스님들 얼굴이 지금도 다 생각이 날 정도이다. 초등학교를 네 군데나 옮겨 다닐 만큼 우여곡절이 많은 삶을 살면서 달라졌고 내가 어떤 면에서 방어적이라서 겉으로 드러나지 않을지 모르지만 어릴 때는 우느라고 맨날 베갯잇이 젖어서 살았다. 그래서 어릴 때 별명이 울보였다. 젊은 시절 예술에 끌렸던 것도 그런 섬세한 감성 때문일 것이고, 그것이 치료에 긍정적으로 작용하는 것 같다.

정신과 의사들은 환자를 대하면서 정신적인 에너지가 많이 소진되기도 하고 또 환자를 치료하는 데 있어서 일정한 거리를 유지하고 도와줄 수 있는 자세가 중요하기 때문에 언제나 자기 점검이 필요하다. 치료할 때 가식적인 모습이 없어야 하며, 환자의 마음을 이해해야 한다. 내가 환자들을 치료할 때 가장 마음이 편한 이유는 다름 아닌 환자를 존중하고 공감을 하기 때문이다. 정신과 의사가 되는 사람들은 대부분 인간에 대한 정이 있어서 그 길을 택했겠지만 정신병적 증상이 심한 사람일수록 의사에게서 정을 느끼고 싶어하고 의사의 사무적인 태도보다는 의사가 자기를 대하는 정에 더 민감하게 반응하는 것 같다. 이것은 말로써 표현된다기보다는 느낌으로 통하는 것이다.

나는 지금도 그렇지만 예전부터 환자가 진료실에 들어올 때면 환자의 얼굴을 가장 먼저 본다. 환자가 문을 열고 들어오면 먼저 얼굴을 바라보고 눈을 맞추는 것이 첫 번째 진료이다. 그런데 요즘 의사들을 보면 환자의 얼굴은 바라보지도 않는 것 같아서 아쉽다. 얼굴에 그 사람의 모든 것이 나타나기 때문에 처음 대면 시 얼굴에서 오는 느낌으로 어느 정도의 진단도 가능하지만 꼭 진단을 위해서 환자의 얼굴을 보라는 것은 아니다. 적개심이 많든 불안하든 우울하든 마음의 바탕에서 바라는 것은 자기에 대한 관심이다. 사람들은 자신이 의식 못한다 해도 관심을 바란다.

얼굴을 본다는 것은 어떤 면에서 타인에 대한 수용이며 존중이라고 나는 생각한다. 논리적으로 설명할 수 있는 것은 아니지만 환자는 감정적으로 그걸 느끼고 그것이 공감의 기본이 된다. 의사가 자기를 바라봐 주면 환자는 '의사가 나에게 관심이 있구나' 하고 느끼게 된다. 피해망상이 있는 환자라 하더라도 의식적으로는 피해망상적으로 받아들일 수 있지만 마음 깊은 곳에서는 관심으로 받아들인다.

경봉스님

내가 30대에 가장 큰 스승을 만났다면 앞에서 이야기한 미국 유학시절 죄수 병동에서 만난 흑인 청년 살인수이다. 그리고 나에게 강력한 정신치료를 해 준 또 한 분이 있다면 경남 양산 통도사 극락암의 경봉스님이다.

스님과 인연이 닿게 된 것은 남편이 불교 등 동양철학에 관심이 많아서 정신치료학회 회원들과 통도사를 방문하면서였다. 경봉스님은 체격이 컸고 말이 많은 것은 아닌데 농담할 때는 농담도 잘하고 근엄할 때는 또 근엄하기도 했다. 잘난 체를 한다고도 할 수 있고 안 한다고도 할 수 있었다.

나는 경봉스님만큼 도가 높은 사람이 없다고 생각하는데 도가 높다는 것은 스님이 자유스럽고 자연스럽다는 것이다. 경봉스님은 극락암에서 살면서 거의 바깥으로 나온 적이 없었는데 인간적인 것을 버리지 않으면서도 인간적인 집착을 의식하는 것 없이 자유스러웠다. 일부로 점잔피우는 점도 없고 가식이 없었다. 남편도 경봉스님을 좋아했다.

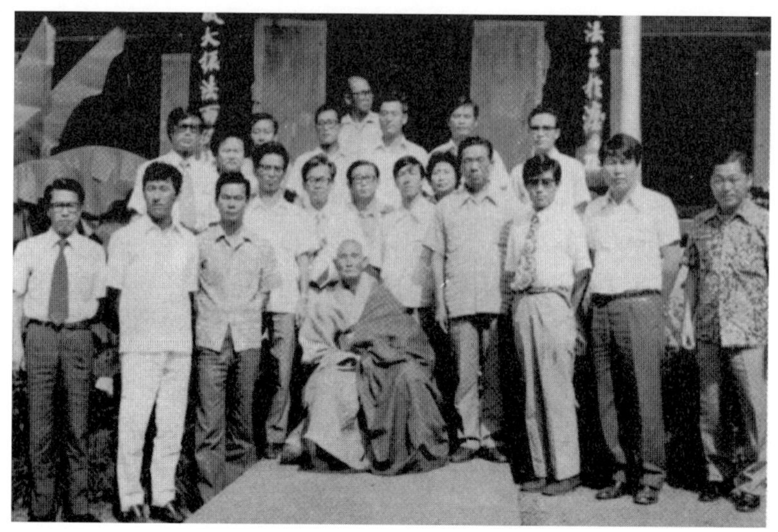

1974년 양산 통도사에서 경봉스님과 함께

1977년 오십대 초반 초가을에 우울하고 착잡한 심정으로 혼자 스님을 찾아갔다. 그때는 아들이 대구에서 살고 있었을 때인데 아들에게 들렀다가 여러 가지로 마음이 착잡해서 대구에서 혼자 버스를 타고 고속도로를 달려 스님을 찾아갔다.

다리가 아프다고 누워 있던 스님은 나를 반기며 일어나서 첫마디에 "와 왔노? 앉아라. 살기 힘들겠다. 입산해라. 너는 입산해서 도를 닦으면 가장 좋을 것이다."라고 하셨다. 잠시 앉았다 일어나는 나를 보고 "와 벌써 일어나노? 점심 먹고 가거라." 하시는데도 버스 시간 때문에 일어나서 나와야 했다. 그러자 스님은 "잠깐 있거라." 하더니 손수 쓰신 한시 족자를 나에게 주셨다. 그러면서 "천만 원을 준다고 해도 아무한테나 내 주지 않는 것이다."라고 하셨다. 그 족자에 '푸른 소나무는 겨울에 그 참모습을 드러낸다.' 는 뜻의 글이 적혀 있었고 그 말씀은 지금도 내 가슴에 살아 있다.

나는 그날 주체할 수 없이 눈물을 흘리며 산길을 내려오면서 도가 높다는 것은 가장 인간적이고 가장 자연스럽고 솔직한 것이구나 하는 생각을 했다. 스님이 도가 높은 분이지만 인간적인 면을 잃어버리지 않고 지니고 있다는 것을 발견할 수 있었다. 인간적인 면을 없애는 것은 일종의 방어(defence)라고 할 수 있기 때문에 그것이 도의 높은 경지라고 할 수는 없다. 스님이 편찮은 상태라 나의 힘든 점을 이러쿵 저러쿵 이야기할 수 없었지만 내가 굳이 힘들다는 이야기를 하지 않아도 나의 힘든 마음을 알아차리는 것을 보고 나는 스님이 무척 공감적이라는 것을 느꼈다. 공감하기 위해서는 꼭 말이 필요하고 내용을 많이 들어야 하는 것은 아니다.

경봉스님의 글씨는 무척 유명해서 일본에서까지 스님의 글씨를 받으러 오기도 했다. 글씨도 글씨거니와 그 내용이 훌륭하기 때문이다. 우연히 후배 여의사와 이야기를 하다가 내가 경봉스님으로부터 글씨를 받았다는 이야기를 하게 되었는데 독실한 불교신자였던 그녀는 깜짝 놀라면서 자기는 스님에게 큰절을 하고 글하나 달라고 아무리 부탁을 해도 스님이 거절했다는 이야기를 하며 나를 무척 부러워했다.

내가 지금도 정신치료자로서 환자를 치료할 수 있는 것은 경봉스님과 앞에 말한 흑인 살인수의 교훈 그리고 더 거슬러 올라가면 어려서부터 나를 100% 사랑하고 믿어 주신 아버지와 나를 지극히 사랑해 주신 부산의 초등학교 시절 김종길 선생님의 힘이 컸다.

어른이 되고 난 후에 서울에서 변호사가 되어 개업해 있는 김종길 선생님을 다시 만나게 되었다. 인연이 되어 남편이 재판받을 때 변호사가 된 김 선생님이 남편의 변호를 열심히 해 주었다. 나이 들어서는 남편하고 더 친해져서 같이 술을 마시러 가곤 했다.

시부모님과 원만하게 친부모 자식과 같이 잘 지낼 수 있었지만, 지금도 가슴 아프게 남아 있는 건 친정아버지의 일이다. 항일운동으로 거의 평생을 쫓겨다니다 보니 술의 양은 늘고, 해방이 돼 조국으로 돌아와서도 안정된 삶을 살지 못해서 급기야 위궤양천공으로 아버지는 63세에 돌아가셨다.

1965년 내가 서울국립정신병원에 근무할 당시 메디컬센터에서 수술을 받은 후 수술 잘 됐다는 담당의사의 말만 믿고 집에서 김장을 하느라 가 뵙지 못한 사이에 아버지는 운명하셨다. 그것이 평생 씻지 못할 불효로 가슴에 남아 있다. 내가 서울대학교 박사학위 과정에 등록했을 때 기뻐하시던 아버지의 얼굴을 지금도 잊을 수가 없다. 그런데 딸이 학위 취득하는 것도 못 보고 가셨으니……. 항상 나를 믿어 주고 자랑스러워 해 주셨던 아버지였다. 아버지 병환에 좀 더 세심하게 마음을 쓰지 못한 것 같아 죄스럽다. 어머니는 아버지가 가신 후 내가 10년간 모시다가 80세에 돌아가셨다.

아버지는 자신의 삶에 대해서 어느 누구를 원망하거나 불평하지 않는 분이었다. 아버지가 메디컬센터에 입원해 계실 때 기관절개를 한 힘든 상태에서도 내가 아버지를 뵈러 가면 "얼른 가 봐라, 어서 집에 가서 애들 돌봐라. 이렇게 자주 오지 않아도 된다." 고 하며 도리어 내 걱정을 해 주셨다. 엄살을 부리거나 당신에게 더 많은 관심을 요구하지도 않았다.

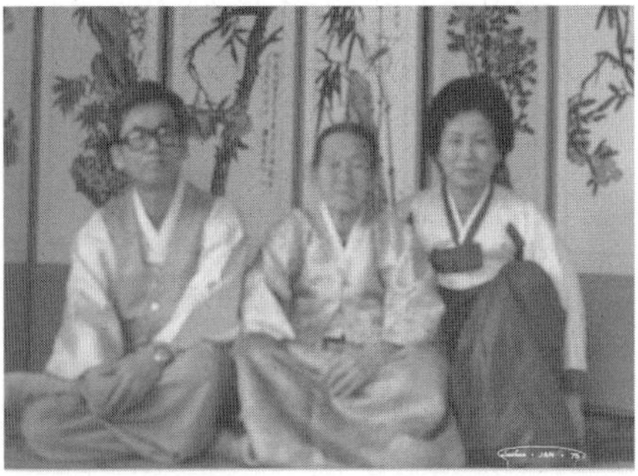

남편, 친정어머니와 함께(1975년 1월)

누구든지 부모에 대해서 좋은 기억을 가지고 있겠지만 부모에 대한 기억이 좋다는 것이 사람이 사는데 늘 힘이 되는 것 같다. 굶고 고생한 경험이 많았지만 나는 늘 우리 아버지 같은 사람 없다, 우리 어머니 같은 사람이 없다고 생각하지 한 번도 그분들을 원망한 적이 없다. 굶기를 밥 먹듯이 하고 월사금도 제대로 내지 못하는 경우가 많았지만 부모님 덕에 여러 가지 재주를 많이 타고 태어나서 기죽을 일이 없었으니 이 또한 부모님의 덕이라고 생각한다.

아버지가 일신의 영달을 생각하지 않고 항일운동을 한 것으로 인해 가족이 고생을 했고, 이것으로 인해 가족이 어떤 면에서는 피해를 보았다고도 할 수 있지만 아버지가 가족에 대해서 가지고 있던 사랑이 말할 수 없이 컸기 때문에 아버지가 원망스럽거나 미웠던 적은 없다. 만약 부모님이 금전제일주의였다면 돈이 없는 것에 대해서 기가 죽었을 수 있겠지만 굶기를 밥 먹듯이 해도 부모가 돈을 추구하기보다 나라의 독립을 위한 대의적인 삶을 살았다는 것이 정신적인 자산이 되었다.

아버지는 성질이 급하고 타협을 모르는 점이 있었으나 나라를 위하는 아버지의 사상, 항일지하운동으로 피해다니느라 자식을 가까이에서 돌봐 주지 못해도 자식에게 보여 준 애착과 아들이 없다고 불평하신 적이 없었던 점, 정의감이 강했던 것, 그리고 어머니는 양반가의 딸로서 글하는 사람이 별로 없던 시절에 글을 하셨던 점 등이 내가 가난하지만 기죽지 않고 당당할 수 있었던 자부심의 원천이 되었다.

생명이 있는 것은 느낌이 있다

나는 정신과 의사는 반드시 정신치료를 배우고 실천해야 한다고 생각한다. 아무리 뇌 과학이 발전한다 할지라도 다소 외형적인 형태는 달라질지 몰라도 정신치료는 없어지지 않을 거라 생각한다. 지금은 정신치료를 하는 정신과 의사가 많지 않지만 앞으로 어느 시기가 되면 다시 늘어날지도 모른다.

지금은 정신의학 영역이 아니라도 다분히 인간성이 배제되어 인간을 기계처럼 다루고 있는 세상이다. 하지만 그것도 어느 시점에는 한계가 있을 것이라고 생각한다. 기계문명이 인간을 지배하는 것처럼 착각할 수도 있겠지만 실제 기계를 움직이는 것은 사람이 아닌가. 아무리 기계문명이 발달해도 기계만으로는 사람의 마음의 깊이를 다 헤아릴 수가 없다. 인간이 아무리 기계화되어도 생명이 있는 것은 느낌이 있다. 그러니 느낌을 무시하고 살 수 없다고 생각한다. 진정한 뜻에서 통찰(insight)이 생기는 것도 마음에서 느껴야 한다. 어떤 느낌이 좋다 나쁘다는 식의 얕은 의미의 느낌이 아니라 진정한 느낌(feeling)이 특히 정신의학에서는 중요한 것이다.

정신과 의사가 정신치료를 하는 것이 왜 중요한가? 정신과 의사는 몸과 마음을 함께 보기 때문에 마음을 이해하는 깊이가 훨씬 깊다. 그래서 정신치료하는 정신과 의사가 폭넓게 환자를 돕는 데 있어서 유리한 점이 있다. 돈이 아닌 자기의 인생을 사는 데 진정한 뜻을 느끼고 의미를 찾기 위해서는 정신치료를 같이 해야 한다고 생각한다.

자기분석도 받고 전문서적을 읽는 것도 중요하지만 인생을 더 풍부하게 느끼면서 살려면 신문이나 삼류소설이라도 문학서적을 읽는 것이 중요하다고 생각한다.

나는 정신치료하는 사람은 인격이 중요하다고 생각한다. 흔히 우리가 말하는 인격이 높아야 한다는 그런 의미는 아니다. 치료자는 인간에 대한 깊은 이해와 도와주려는 마음이 기본적으로 있어야 한다. 자기감정에 빠지면 안 되지만 다정다감한 사람이 치료자로서 소질이 있다고 생각한다. 환자를 대할 때 지적으로만 공감이다, 방어다, 해석할 수도 없을 뿐 아니라 그런 해석은 치료적으로도 별 도움이 안 된다. 이성적인 분석보다 감정적으로 다정다감함이 중요하다. 치료자가 감정적으로 풍부하지 않으면 환자는 옳게 분석을 받아들일 수 없다. 분석적으로 이렇다 저렇다 할 수 있을지 몰라도 공감받는 느낌은 덜할 것이다.

남편은 분석적이고 과학적인 것 같지만 감정적인 면이 굉장히 많았다. 그것이 치료에 좋게 작용했다. 그는 치료할 때는 이론을 앞세워 말하지 않았다. 정신치료는 이래야 된다는 이론적인 생각을 치료자가 가지고 있으면 치료가 자연스럽지 않다. 남편은 환자를 보면서 다른 일 하는 것 같아도 환자가 하는 말을 다 듣고 집중을 했다. 또 어떤 경우든지 환자를 감정적으로 거절하지 않았다. 일상생활에서는 동료들로부터 비판한다는 소리를 듣기도 하고, 실제 간혹 무안을 주고 듣기 좋은 소리만 하는 사람은 아니었지만 이유 없이 비판하는 것은 적었다.

새삼 정신치료자로서 걸어온 길을 돌아보니 내가 만족할 만한 정신치료자로서의 길을 걸어왔다는 생각이 들지 않아 아쉬운 마음이 든다. 정신과 의사가 된 후 다섯 아이의 엄마로, 시부모님의 며느리로, 공부제일주의 남편의 아내로 나로서는 힘든 세월을 살아오다 보니 한 가지도 만족스럽게 공부도 못했고 역할도 못한 것 같다.

지금까지 정신치료를 하면서 보람 있고 만족스러운 경험이 적지 않았지만 10대나 20대에 품었던 성취 목표에 비하면 너무도 아쉬운 것이 많다. 우선 내가 만족할 만큼 철저히 공부해 본 일이 없구나, 좀 더 공부를 했으면 좋았을 텐데 하는 아쉬움이 있다. 다른 여의사들에 비하면 공부를 안 한 것은 아니지만 남편이 철저하게 공부한 것에 비하면 나의 공부는 공부라고도 할 수 없는 정도이다. 며느리로서 시어른은 잘 모셨지만 애들은 어머니로서 나에게 불만이 적지 않다.

어릴 때부터 공부를 하겠다, 하고 싶다는 생각은 했지만 끈기 있게 기를 쓰고 노력하는 면이 좀 적었던 것 같다. 남편은 내가 여러 가지 재주를 타고 나서 노력하는 면이 적고 철저하게 공부하지

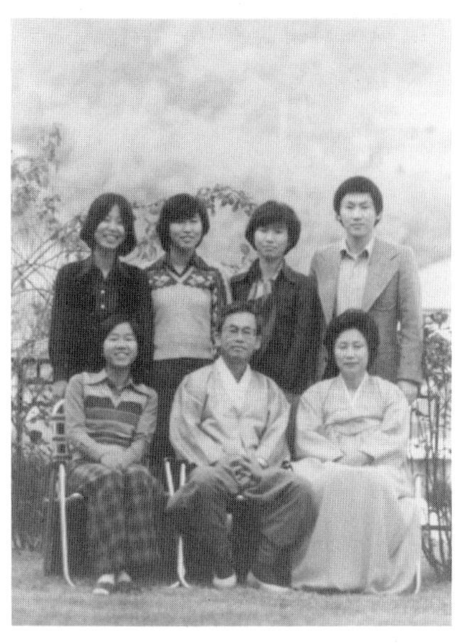

지금 살고 있는 성북동 집에 이사 오기 직전에 살았던 집 뜰에서 찍은 가족사진(1976)

뒷줄 오른쪽부터 아들 재원, 큰딸 재경, 셋째 재미. 둘째 재현, 그 앞이 막내딸 재순

않는다고 흉을 보곤 했다. 공부하는 데 있어서 철저했던 남편이 봤을 때는 내가 맹탕일 것이다. 하지만 서울대학교 신경정신과에 입국 후 결혼과 6·25전쟁, 대구에서의 피난살이 등 격변하는 현실 환경에 적응하느라 힘들었고 아내이자 어머니, 며느리로서 여러 역할을 감당해야 했기 때문에 공부에 집중하기가 어려웠다.

얼마 남지 않은 내일을 좀 더 슬기롭게, 나를 위해서, 가족을 위해서, 환자를 위해서, 같이 공부하고 있는 동료를 위해서, 지도하고 있는 후배를 위해서 보내고 싶다.

창시자인 이동식 선생은 타계했지만 이후에도 후학들이 그의 뜻을 이어받아 도정신치료를 발전시켜 줄 것을 믿는다.

한국여자의사회, 한국여성정신의학회

나는 1971년부터 한국여자의사회에 참여하게 되었다. 여자의사회로부터 회장을 맡아 달라는 부탁을 받고 처음에는 거절했었다. 그러다 1974년 5월 28일 정기총회에서 회장으로 선출되어 1976년까지 제9대 한국여자의사회장을 맡게 되었다. 나는 확실한 것을 좋아하고 하려면 제대로 해야 한다는 생각을 가지고 있어서

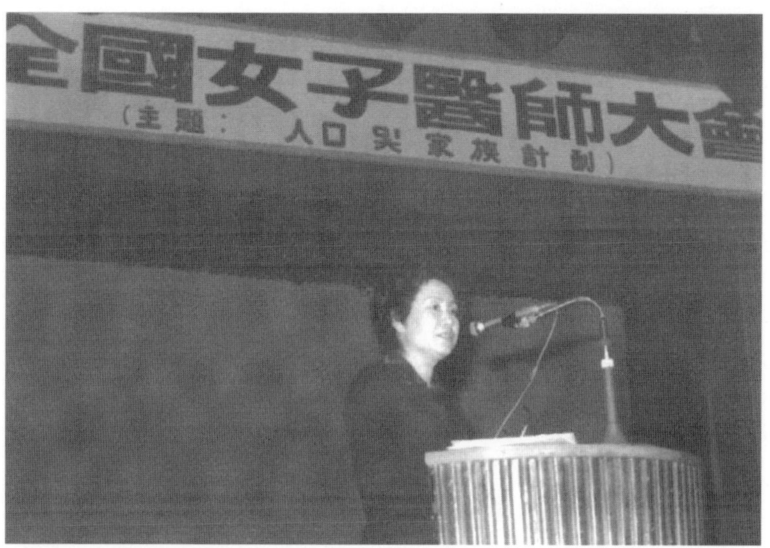

1975년 11월 6일 전국여자의사대회에서 개회사를 하고 있다.

막상 맡고 나니 그냥 설렁설렁 할 수가 없었다.

나의 회장 임기 동안 여의사회 로고를 비롯해 회기를 제작하고 여의사회 회지를 창간했다. 특히, 뜻깊게 생각하는 일은 전국여의사들의 친목을 도모하기 위해서 전국여자의사대회(Convention on Population and Family planning for Women Doctors in Korea)를 개최한 것이다.

당초에 예상했던 참가 인원 400명보다 300명이나 많은 700명이 전야제에 참석하여 성황리에 진행이 되었다. 그렇게 성황을 이룰지는 대회가 개최되기 전에는 나도 자신할 수 없었다. 내가 적당히 하거나 술수를 부리는 점이 없이 치밀한 편이었고 집행부가 프로그램도 잘 짜 줘서 예상 외로 많은 사람이 모여 대회를 주최했던 우리들은 물론이고 경제적인 후원을 했던 미국의 국제가족계획후원회(Family Planning International Assistance: FPIA)도 만족스러워했다.

1986년 출간된 『한국여자의사 90년』은 내가 한국여자의사회사(韓國女子醫師會史) 편집위원장을 맡아 집필했다. 처음에는 창립 30주년을 맞아 한국여자의사회의 발자취를 간단히 기록하자는 취지로 나에게 맡겨졌지만 일을 시작해 보니 이 기회에 우리나라 여의사의 발자취를 처음부터 찾아서 기록해야 되겠다는 생각이 들었다. 그러다보니 여의사의 역사를 조선시대 의녀까지 거슬러 올라가 기술하게 되었다.

우리나라 여자 의사에 관한 역사적 자료가 충분하지 않은 상황에서 조선시대, 일제 강점기, 해방 후 그날까지의 의학사, 여성사에 관한 책들과 신문들을 찾아다녔고 여자의사회 창립 이전에 주로 일본에서 여의전을 졸업한 여의사들을 찾아다니며 구술을 통해 자료를 얻었다. 역사서로서는 충분하지 않다는 생각에 사(史)자를 붙이지 않고 90년(年)이라고 했다. 겉표지의 한자 제자도 내가 직접 붓으로 썼다. 힘들었지만 나로서는 꽤 보람있는 일이었다.

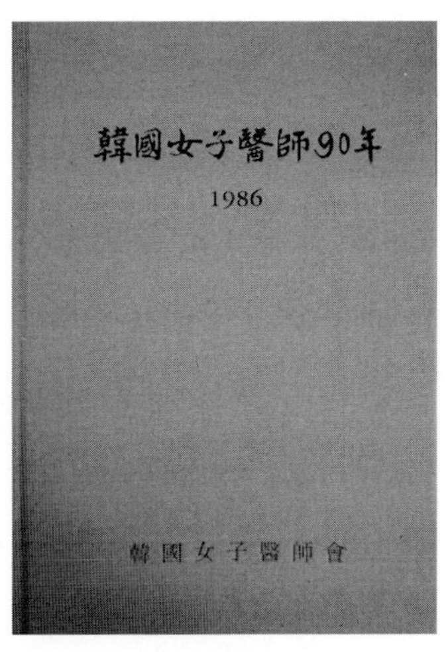

한국여자의사 90년

내가 최초로 여자 정신과 의사가 된 후 맹은희라는 후배가 있었지만 6·25전쟁 중 월북을 해서 내 뒤로 공백이 컸다. 우리나라에서 여성으로서는 최초의 정신과 의사라는 명함을 가지고 있지만 나 나름대로 만족할 만한 공적도 세우지 못한 것 같고 후배 여자 정신과 의사들에게 아무런 도움도 되지 못하고 있다는 아쉬움에 나는 늘 미안한 마음이었고, 무언가를 해 줘야겠다는 생각을 가지고 있었다.

그러던 중 1986년 초에 여자정신과의사회를 발족시켜 여성정신의학회로 발전시켰다. 처음에는 매주 수요일, 후배 여자 정신과 의사들 간의 친목을 도모하기 위한 모임으로 시작되었다. 그러다가 시간이 지나면서 학술발표도 하고, 회지도 발간하는 등 연구학회로 발전하게 되었다. 한국여성정신의학회 초대회장(1986~1989)을 지낸 후, 이제는 후배들이 뒤를 이어 열심히 이끌어 나가고 있다.

이제 한국여성정신의학회는 『여성정신의학』이란 학술지도 발행하고 대한신경정신의학회 학술대회에도 적극적으로 참여하고 있으며, 1년에 수차례의 학술대회나 학술 집담회를 열고 있다. 창립회장으로서 한국여성정신의학회의 발전이 뿌듯하게 여겨진다. 한국여성정신의학회가 남성들보다 더 많은 역할을 짊어지고 있는 한국의 여자 정신과 의사들이 회원 상호간의 친목을 도모하고 학술발표 및 학술지 발간 등을 통해서 학문적 열정과 치료자로서 섬세한 공감능력을 고취하는 장이 되기를 바란다.

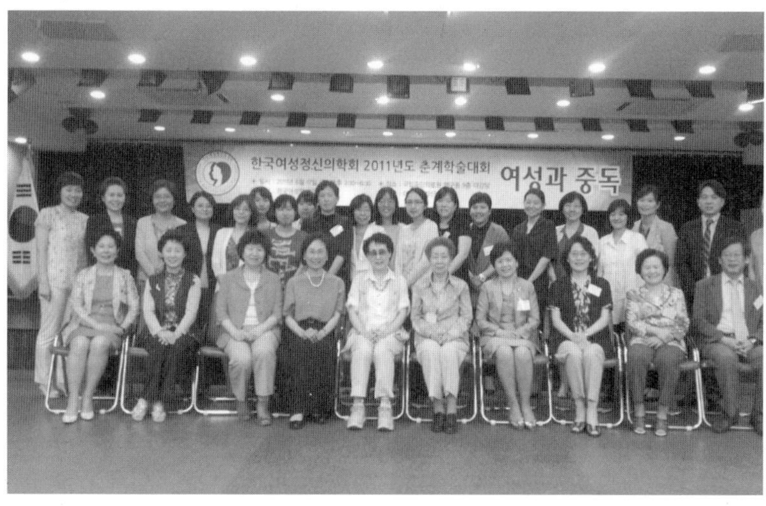

2011년 6월 한국여성정신의학회 춘계학술대회 한국여성정신의학회가 단순한 친목을 넘어 학술활동을 하고, 또 학회지를 발간하고 있다는 것에 자부심을 느낀다.

인생에서 가장 중요한 것은 사랑

남편은 지나치게 원칙주의자였다. 도정신치료를 이루기까지 철저하게 공부했고 자신이 아는 것을 남들에게 나누어 주기를 즐겨했다. 남편은 빈말을 할 줄 몰랐고 자기가 옳다는 생각이 강했다. 겉과 속이 다르지 않고 거짓됨이 없어서 남편의 그런 면에 끌리는 사람이 많았다. 긍정적으로 말하면 정도만 걷고 살았다고 볼 수 있고 부정적으로 보면 바른 소리만 하니까 이동식을 피하는 사람도 많이 있었다. 하고 싶은 소리를 다 해 버려서 가끔 상대를 무안하게 만들 때도 있었다. 그래서 또래들끼리는 별명이 독설가였다. 근기에 맞춰서 한다고 해도 그걸 못견디는 사람한테 바른 소리를 하는 것은 근기를 못 맞추는 것이라고 할 수 있다. 자기가 옳다 하더라도 상대방이 저항을 느낄 정도로 자극하지 않아야 한다는 것이 내 생각이다. 내가 젊어서부터 들어온 "그것이 네 문제다!" 하는 부부 대화는 정신치료자인 나로서도 충분히 공감할 수 없었던 부분이다.

하지만 남편은 정치적이지 않은 사람이었다. 자기가 아는 것을 독점하지 않고 나누고 가르치기를 좋아하고 당당했다. 그 시절에 의사가 돈을 벌려고 하면 벌 수 있는 기회가 많았지만 남편도 나도 현실적인 이익을 추구하는 경향이 떨어지고 타협성이 부족했다.

지금의 정신치료연구원 앞마당에 옛날에는 한옥이 있고 지금 연구원 건물은 후원이 있던 자리였다. 바위도 있고 후원이 참 좋았다. 대구에서 살다가 서울에 이사 오면서 명륜동에 잠시 전세로 있다가 성북동에 집을 샀다. 성북동에 자리를 잡은 이유는 나도 혜화동에서 학교를 다녔고, 남편도 6 · 25 전에 서울대학에 있어서 우리 부부에게는 혜화동이 익숙했기 때문이다. 그 당시는 회현동, 신당동의 집값이 훨씬 쌌을 때인데 우리가 성북동에 병원을 지으니 진성기 선생이 농담삼아 '이동식이 또 현관에 돈 들어오는데 빗자루로 쓸어낸다.'고 농담을 했다. 현실성이 부족하다고 가난하게 살았던 것은 아니었지만 남편이나 나나 그런 현실적인 욕심이 없어서 크게 돈에 집착하는 편은 아니었다.

나는 문예에 관심이 많아 전시회, 연극을 보러 가는 걸 좋아하지만 남편은 어딜 다니는 걸 싫어했다. 남편은 일요일에도 잘 안 나가고 독서만 했다. 앞에서 이야기했다시피 미국 유학 시절에도 나는 다른 동료 교수랑 쇼핑을 나가야 할 정도로 남편은 뭘 산다거나 돌아다니는 걸 싫어했다. 그래서 관광도 제대로 해 본 적이 없다. 여행 다니는 걸 무척 좋아하는 나는 그런 남편에게 불만도 많았다. 하지만 남편과 나는 성격은 다른 면이 많았지만 같은 일을 하는 동료로서, 일생의 동반자로서 함께 의지하며 살아 왔다.

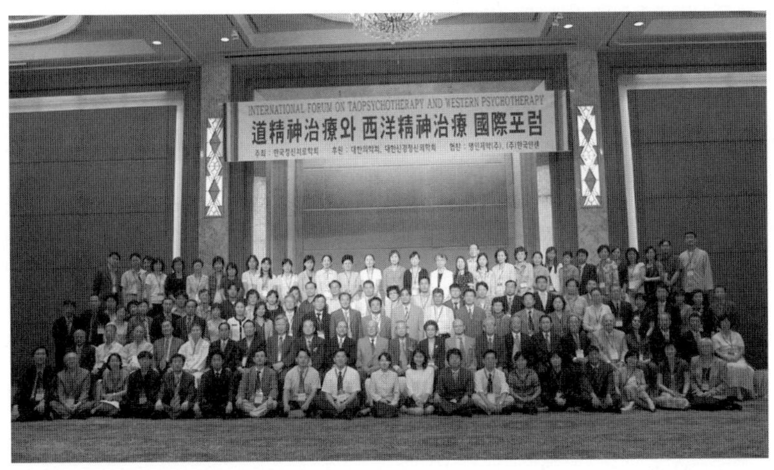

한국정신치료학회 창립 30주년 기념 도정신치료와 서양정신치료 국제포럼(2004년 8월 21~22일)

남편이 한국정신치료학회를 창립하고 도정신치료를 이루기까지 나는 남편의 활동을 반대해 본 적이 없다. 남편이 자신의 뜻을 펼치는데 있어서 나의 공이라고 하면 남편에게 없는 것을 바라지 않았다는 점이다.

남편만큼 공부를 하지는 못했지만 나도 공부를 싫어하는 사람은 아니었다. 친정 쪽도 학자 집안이라고 할 수 있었고, 할아버지와 아버지도 자신의 입신양명보다는 조국의 독립이라는 대의를 위해서 사셨던 분들이었다. 어머니는 글하는 여성이 드물었던 시절에 글을 하셨던 분이라 나는 공부를 중시하는 분위기 속에서 성장을 했다. 시댁도 분위기가 비슷했다. 시아버님이 북해도제대를 졸업하셨기 때문에 만약 본인이 원했다면 일제 강점하에서 얼마든지 출세할 수 있었을 것이다. 하지만 아버님은 농원을 운영하며 결코 권력을 추구하지 않으셨다.

남편은 다른 무엇보다 내가 공부를 하고 있으면 좋아했다. 그는 철학적인 것, 인생에 대한 것, 인간의 근본적인 정서에 관심이 많았고 새로운 학문에도 관심이 많았다. 별명이 콘사이스라 할 정도로 슬렁슬렁하지 않고 파고들었다.

남편의 철저함은 어느 정도 타고 난 것 같다. 보통학교 때 가장 먼저 학교에 와서 학교의 소사 아저씨가 '동식이 때문에 새벽같이 와서 난로를 피워야 한다.' 고 할 정도였다고 한다. 대구고보시절 남편은 왜관에서 대구로 통학을 했는데 하루는 이런 일이 있었다고 한다. 학교를 파하고 집으로 돌아오는 길에 기차에서 차창 밖을 내다보고 있다가 모자가 바람에 날려서 떨어져 버렸다. 왜관에 도착하니 벌써 저녁때가 다 되어 가고 있었다. 하지만 남편은 기어코 모자를 떨어뜨린 곳까지 십리 길을 걸어가서 모자를 찾아왔다고 한다.

남편의 동기 중에는 대한민국 제13대 국무총리를 역임한 신현확, 두산그룹 회장을 역임했던 정수창, 한국은행 총재와 경제기획원 장관을 지내면서 동시에 소설가로도 활약했던 김준성, 법조인이었던 박일경 등 뛰어난 사람들이 많았다. 남편도 서울대학에 진학하고 싶어 했지만 시아버님이 눈물을 흘리면서 말리는 바람에 대구의전으로 진학하게 되었고 그것을 아쉬워했다. 시댁이 농장도 하고 경제적으로 어렵지는 않았지만 왜관에서 서울 보내는 게 그 시절에는 보통 큰 일이 아니었기 때문이다. 하지만 공부에 대

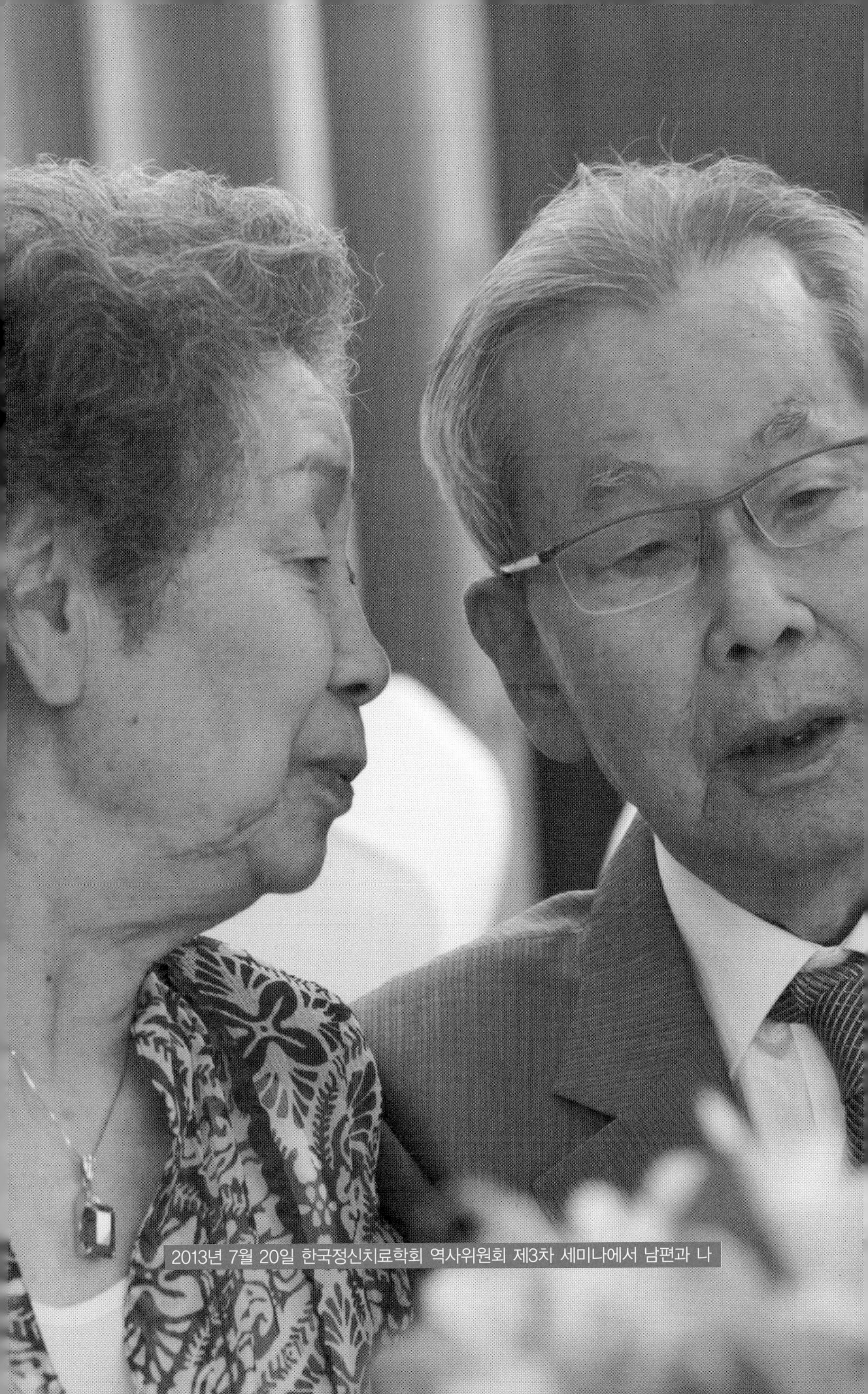
2013년 7월 20일 한국정신치료학회 역사위원회 제3차 세미나에서 남편과 나

한 강한 열망으로 기어코 서울대학에서 정신과를 하게 되었다. 서울대학교에 있으면서도 워낙 어학도 잘하고 실력이 있으니 대구의전 출신이지만 기죽지 않고 당당했다.

남편은 내 환갑이나 생일도 모르고 챙기는 것이 없는 사람이었다. 그런데 아버지, 어머니 생일도 모르는 사람이었으니 나한테만 그런 것은 아니었다. 원래 그런데 관심이 없는 사람이기 때문에 섭섭하다고 생각할 수가 없었다. 그러면서도 어딜 가든 나를 대동해서 함께 가는 것을 좋아해서 외국 학회에도 늘 함께 참석하기를 원했다. 일찍부터 유학도 같이 다녀오고 외국 학회도 같이 다녔으니 어쩌니 저쩌니 해도 이동식 김동순만큼 밀접하게 지낸 부부 사이도 없을 것 같다.

남편은 아는 것에 있어서는 철저했고 모르는 것을 아는 척 하지 않았다. 남편이 국제대회에서 발표를 할 때면 그 특별함을 외국인들도 알아보고 이동식에 대해서 감탄을 했다. 국제무대에서 닥터 리가 빛이 났고 그걸 지켜보는 내 마음도 보람 있고 좋았다.

남편이 저 세상에 갔을 때 연세가 그만큼 많으시니 아쉬운 것은 없지 않느냐고들 해도 배우자를 떠나보낼 때의 마음은 그 무엇과도 비교할 수 없는 심정이었다. 옛날부터 품안에 자식이라는 말이 있지만 딸들이 나에게 나쁘게 하는 것은 아니라 하더라도 아들을 먼저 떠나보내서 더 그렇게 느껴지는 것이겠지만 자식은 남편과는 느낌이 다르다. 남편이 나에게는 평생의 중요한 친구였기 때문이다.

구십 평생을 돌아보면 산다는 느낌을 가지고 살았던 것은 배우자하고 살았던 세월이다. 어릴 때는 경제적인 어려움은 있었지만 형제가 많은 것도 아니었고 언니하고 나하고 둘밖에 없어서 귀여움을 받으며 보살핌 속에 살았기 때문에 내가 내 삶의 주인이 되어 살았던 것은 아니었다. 결혼을 하고 나서야 내가 한 인간으로서 주체적으로 제대로 인생을 살았다고 할 수 있을 것 같다. 누군가 나에게 살아보니 인생에서 무엇이 가장 중요하더냐고 묻는다면 나는 사랑이라고 답하겠다. 꼭 이성 간의 사랑이 아니라 부모자식 간의 사랑, 형제간의 사랑, 부부간의 사랑, 가족 간의 사랑, 사랑이 가장 중요한 것 같다.

6

결혼의 심리학

'결혼의 심리학'이라는 제목으로
동아일보에 연재되었던 칼럼을 모았다.

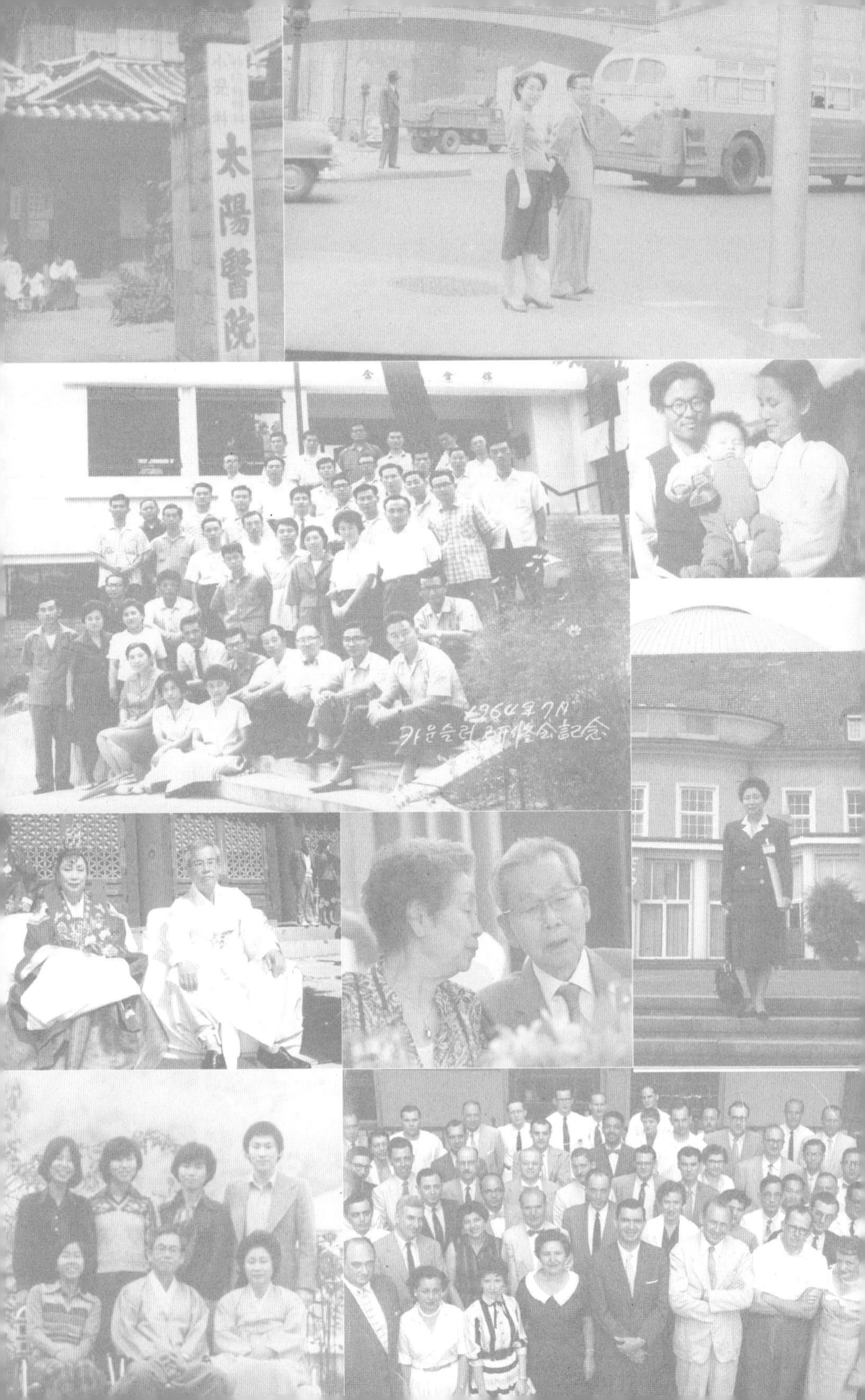
太陽醫院
1964年7月
카운슬러 研修会記念

결혼은 계약이다

"결혼 전에는 나만 위해 주었는데, 하루도 전화를 거르지 않고 1주일에 몇 번씩 만나지 않고는 못 견디었는데 어쩌면 사람이 저렇게 달라질 수가 있나? 결혼하기 위해서 나를 기만한 거야."

이런 말들을 되풀이하며 분해하고 결혼한 것을 후회하게 되는 부부의 다툼은 연애 결혼 쪽에서 흔히 볼 수 있다. 남편에게서 보다는 아내 쪽에서 많이 볼 수 있는 후회이기도 하다. 남자보다는 여자들이 결혼에 대한 기대가 화려하다. 결혼이 자기 인생을 완전히 바꾸어 주리라는 무의식적인 기대 때문에 꿈도 많고 긴장도 많아지는 것이 보통이다. 그런 여성들이 하루의 대부분을 밖에 나가 생활하고 피곤에 지쳐서야 돌아오는 무심해진(?) 남편을 못마땅해하는 것도 이해가 간다.

결혼을 하나의 목표라 했을 때 그 목표 달성을 위한 노력의 과정과 목적이 달성된 후의 생활은 좋은 뜻에서나 나쁜 뜻에서나 변하는 것이 당연하다. 더구나 알아 둬야 할 것은 정서적으로 불안정하고 의존심이 많은 남자일수록 그 연애는 열렬해 보이고 너 아니면 죽겠다는 식의 공세를 편다는 점이다. 결혼생활에서도 아내와 잠시도 못 떨어져 있고 남이 보기에 상대가 죽으면 곧 따라 죽을 것 같았던 사람들이 상처한 후 몇 달도 못가서 재혼하는 예가 많다. 물론 빨리 재혼한다고 해서 아내를 사랑하지 않았다든지 위하지 않았다고 볼 수 없으나 매일같이 아내와 함께 있어야 직성이 풀리는 잉꼬 상태는 실은 정서적 의존심과 기본적인 믿음 부족 때문이기 쉽다는 사실을 알 필요가 있다.

벌써 이십년 전의 일이니 구세대에 속하는 사람들이라고 해야 할지 모르겠지만 한 젊은 부인이 정신병으로 입원을 했다. 아기가 하나 있었던 것으로 기억되는데, 그녀는 음대 출신이고 남편은 봉급생활을 하는 직장인이었다. 음악가인 아내를 끔찍이도 사랑한 그 남편은 집에서 피아노를 날라다가 병실에 놓아 줄 정도였고 가족들도 면회를 무척 자주 왔다. 그 남편은 면회를 와서도 그렇게 정열적일 수가 없었다. 간호사나 남이 보는 앞에서도 부인을 끌어안고 입 맞추고 엉엉 울기도 했다. 어쩌면 저렇게도 아내를 좋아할 수 있을까? 정신과 의사 말고는 다 감동할 장면이 매일 벌어졌었다.

그러나 퇴원 후 얼마 되지 않아 들은 소식으로 그 남자는 그녀와 이혼을 하고 다른 여자와 결혼을 했는데 사실은 새부인은 이혼 전부터 사귀던 여자였다고 한다. 병중에 있는 그의 아내는 이 남편의 의존심과 유아적인 정서적 욕구를 채워 줄 수 없었고 그 남편은 그러한 욕구를 자제할 수 없었던 것으로 안다. 진정한 애정은 열렬한 키스보다는 아내가 병을 고칠 때까지 참고 기다리는 마음이 아닐까.

연애시절 어느 정도 무조건적인 애정 패턴이 결혼 후에도 그대로 지속된다면 그것은 결혼다운 결혼이 될 수 없다. 결혼은 엄숙한 약속으로서 쌍방이 지켜야 될 의무와 누려야 할 권리가 있고 쌍방이 이루어야 하는 중대한 사업들이 있다. 그것을 위해서 두 사람이 서약을 하는 것이고 그것을 만인 앞에 공포하는 것이다. 연애는 둘이서만 하는 일이라면 결혼은 의무와 권리와 사업을 위해 여러 사람과 함께 하는 것이다. 가장 기본적인 가정을 이루고 자녀를 낳아 양육하고 사회에 기여하는 등 과업이 엄연한데 어떻게 연애 시절의 연장으로 일관할 수 있겠는가.

사회활동에 바빠 아내에게 관심이 적어지는 것에 대한 이해도 필요하지만 남편 쪽에서도 아이들에게 시달리고 살림에 피로해진 아내가 자신의 귀가를 기다리지 못하고 잠들었다고 해서 남편을 위하지 않는다고 힐책을 해서는 안 된다. 그건 너무도 아전인수격인 것이다. 남편과 아내가 서로에게 불평을 터뜨리기에 앞서 계약 위반이 아닌가 반성해 볼 필요가 있다.

(1984년 3월 26일)

부부는 이심이체

남자의 갈비뼈를 떼어내어 여자를 만들었다고 성경에 쓰여 있지만 그것이 진실인지 아닌지 나는 알 바가 없다. 부부는 일심동체라고 한 말이 이것에 유래되었는지 모르지만 부부는 엄연히 이심이체다. 살과 피를 나눈 부모자식 간도 물론 이심이체다. 서로 마음을 합하여 사랑하고 상대를 아껴 내 몸같이 하라는 뜻이라고 본다면 이에 역설적인 이치도 붙일 수 있다. 나의 마음에 맞지 않으면 애정이 부족한 것으로 느끼고 나와 함께 행동하지 않으면 배척으로 느끼는 경우가 많다.

부부관계란 두 줄의 레일이다. 영원히 두 줄의 레일로서 역할을 하여야 되지 그렇지 않으면 크고 작은 문제들이 발생하고 갈등을 초래하게 된다. 나란히 뻗어서 제각기의 역할을 충실히 함으로써 다른 쪽 레일과 보조를 맞추고 협력을 하고 적응을 하게 되며 그래야만 목적지까지 안정되게 달릴 수 있다. 부부라는 두 줄의 레일 위를 달리고 있는 기차에는 자식들이 타고 있다. 어느 한쪽의 레일에 작은 고장만 있어도 타고 있는 자녀들은 진동하거나 탈선하는 충격으로 불안하고 공포에 질리고 분노가 일지 않을 수 없으며 급기야는 기차를 뛰어 내릴 수 있다.

부부 사이는 서로를 이해하고 존중하고 서로의 역할을 인정하고 협력하는 것이 무엇보다도 소중하다고 알고는 있으면서도 서로가 지나치게 바라고 의존하고 자기주장에 맞추어 오지 않는다고 원망할 때 그것은 침범이 아닐 수 없다.

S부인은 열심히 살았으나 남편의 몇 번의 사업 실패도 있고 본인의 무리한 욕심도 있다 보니 마음대로 되지 않고 남편한테 섭섭함도 느끼면서 마음에 병이 들어 버렸다. 취직하여 그 월급으로 집안살림을 꾸려 나가느라 힘이 든 그녀는 냉정한 성격의 남편에게는 믿음이 가지 않고 허전한 나머지 순간적인 실수를 상사와 저질렀다. 정신이상 상태이기는 했으나 양심의 가책을 못 이긴 그녀는 그 사실을 남편한테 고백하고 용서를 빌었으나 그 당시는 정신상태의 악화로 병원에 오게 되었으며, 입원치료 후 거의 완치되어 퇴원하게 되었다. 양반 집안을 내세우는 남편은 그 실수를 이유로 이혼을 고집하고 간곡한 의사의 만류에도 불구하고 끝내 이혼을 해 버렸다.

정신병이란 외롭고 불안하고 적개심 때문에 생기는 것이니 본래도 미숙한 데가 있는 이 부인은 번번이 실패하는 남편에게 자금을 대야 하고, 세 아이를 가진 가정의 경제를 꾸려 나가야 되었기에 너무도 힘든 상태에서 도망간 과정이 정신이상이었다. 병중에는 현실감각이 약해지고 판단이 흐려져서 그 증세의 하나로 저지른 순간적인 실수를 이해하지 않으려는 남편은 어떤 면에서 그녀보다 더 뿌리 깊게 병적이라고 볼 수 있다. 마음의 병이나 몸의 병이나 다 자기 컨트롤이 힘든 상태는 마찬가지고 증세의 일부분이었으니 받아들여야 된다고 권해도 듣지 않는 그는 물론 외도도 하고 아내에게 폭행도 하던 사람이었다. 그 부인은 실의를 안고 외국으로 가서 취직하여 생활 잘하고 지금은 꽤 장성한 삼남매도 데려다 공부시키고 있다는 소식을 듣고 있다.

자기에게 건강을 회복시켜 주고 좋은 조언을 주었다고 의사에게 거르지 않고 크리스마스 카드를 보내는 그녀는 최선을 다해 살고 있는 것 같다. 남편의 이런 편협한 고집은 물론 그의 뿌리 깊은 열등감에서 온 것이지만 그는 재혼한 부인과도 사랑할 수가 없다고 본다. 그에게는 남을 사랑할 능력이 없고 남을 존중하는 마음이 없다보니 아내가 동반자라기보다 소유물이라고 착각하고 있다고 볼 수 있다.

부부란 서로 다르다는 것을 인정하고 서로 의지하고 믿고 이해하며 백짓장도 마주 든다는 마음으로 살아간다면 심한 갈등은 피할 수 있을 것이다.

(1984년 3월 29일)

부부는 닮은 꼴인가

"엄마는 요즈음 아버지와 똑같아졌어." 하는 말을 듣는 순간 자신이 깜짝 놀랄 때가 있다. 그 상황에서 아이들이 지적한 똑같아진 점이란 아내가 가장 싫어했던 남편의 성격이다. 부부싸움의 잦은 도화선이 되었던 의견 차이였으나 언제부터인가 차이가 좁혀지고 어느 날부터인가는 거의 같아진다. "아버지는 꼭 엄마 같아!" 하는 때도 있지만 엄마가 아버지를 닮아가는 가정이 많을 것이다. 한솥 밥을 먹고 한마음으로 자녀교육을 하다보면 닮아가는 것은 자연적인 현상이겠지만 좋은 점을 서로 닮아가기보다 나쁜 점을 서로 닮아가는 경우가 많은 것 같다.

자녀교육에 있어 부모 간의 의견 차이는 자녀들에게 갈등을 가지게 하는 가장 좋지 않은 관계지만 사람들은 좋은 것은 배우기가 힘들고 나쁜 것은 배우기가 한결 쉽다. 그러다 보면 부부간에 서로 좋은 점을 닮기보다 미워하는 점을 닮게 되고, 며느리는 시어머니의 가장 싫은 점을 어느새 반복하고 있기 쉽다. 출생이 다르고 생활환경이 다른 데서 어른이 된 두 남녀가 새로운 같은 생활환경을 만들어 가기란 힘든 일이 아닐 수 없다. 생판 다른 가정에 들어와 동화되어야 하는 시집 온 며느리에게는 더욱 힘들다. 남편이 자기 권위와 주장만 고집한다든지 아내가 지금까지의 자신의 생활방식만 고집한다든지 하면 새로운 집단 형성(가정)에 혼란을 가져오게 되어 충돌이 생기게 마련이다.

남편과 아내가 충분한 대화를 하며 좋은 점은 서로 취하고 나쁘다고 생각하는 점은 과감히 양보하면 어느새 좋게 닮아가는 데, 서로의 열등감 때문에 고집만 부리다가 충돌하고, 충돌이 싫증나서 포기하게 되면 상대방의 좋지 않은 점도 닮아간다. 더 위험한 것은 자신도 결점을 깨닫지 못하면서 지배적인 힘을 가진 쪽에 동화되어 가는 무의식적인 과정이다. 전승국이 반드시 옳은 것은 아니기 때문에 피점령국이 전승국에 따라가야 하는 식의 부부관계는 옳지 않다.

정신병에 감응성정신병(Folie a deux)이라는 것이 있다. 이 병은 정신병 환자와 오래 같이 살다보면 자기도 정신병이 되는 경우인데 이상세계나 망상세계에서 사는 사람일수록 현실 판단이 나빠, 본인의 병적 세계가 현실이라고 믿고 행동하고 있는 사람과 보조를 맞추어 살아가려고 노력하다보니 어느새 자기도 상대방에 적응하여 이상세계로 들어가 버리는 전염병 같은 상태를 말한다. 특히 외롭게 살고 있는 의존심 많은 부부간에 있어 상대방이 장기간 정신병 상태일 때 이 현상을 볼 수 있다.

어쨌든 좋은 점이나 나쁜 점이나 서로 닮아가는 것이 부부라면 미워하면서 닮는다는 우리나라 속담을 가끔 상기해 가며 살아야 될 것 같다. 생각이나 행동만 닮아가는 것이 아니라 외모까지 닮아가는 것은 참 재미있는 현상이다. "두 분이 닮았어요." 하는 말은 신혼부부보다 나이 든 부부간에 더 많이 듣는 소리이다. 마음 상태가 얼굴 표정에 나타나기 때문인지.

부부가 닮아가는 것은 좋은 현상이다. 그러나 너무 주체성 없이 양보한다거나 너무 고집스럽게 강요만 한다면 좋지 않은 점이 서로 상승작용되어, 감응성정신병 같은 상태가 되어 버려 거기서 자라나는 자녀들은 어떻게 되겠는가.

소크라테스의 아내가 소크라테스를 빨리 닮아갔다면, 소크라테스가 결혼을 하지 않았더라면 악처의 전설을 낳지 않았을 것이라는 생각을 해 본다.

(1984년 4월 3일)

남성답고 여성답게

"당신은 너무 호강스러워서 아프다. 그렇게 가정적인 남편은 업어 주어야 한다."고 남들이 입을 모아 이야기하니 벙어리 냉가슴 앓듯 아무 불평도 할 수 없고 정말 남보기에 충실한 남편이고 자신이 생각해도 남편에게 불만이 하나도 없는데 어쩐지 생활은 즐겁지가 않고 여기저기 아프고 신경질도 잘 난다.

또 남편 쪽에서도 "자네 부인은 참 훌륭하네. 자네의 그 적은 월급에도 부인이 돈을 잘 벌어 윤택하게 살 수 있고 편하겠구먼." 하고 친구들이 말하며 자기 생각에도 아내가 자기보다 수입이 많고 설혹 자기가 실직을 해도 생활에 아무 걱정 없는데 그 아내의 노고를 치하하고 일찍 집에 들어가서 단란한 시간을 가져야겠는데 어쩐지 집에 일찍 들어가기가 싫고, 심하면 외도도 하게 된다.

모든 남편에게 당신 부인이 가장 예쁠 때가 언제냐고 물으면 아마 90% 이상이 "바느질하고 있을 때야." 혹은 "앞치마 입고 부엌에 있을 때야." 할 것이고, 아내에게 당신 남편이 어떤 경우 제일 좋으냐고 묻는다면 "내 마음을 알아 주고 인정해 줄 때" 혹은 "관대하고 포용력을 보일 때"라고 대답하는 사람이 많을 것이다.

인간은 본래가 평등하고 남녀가 평등함은 말할 것도 없지만 남녀의 역할이 다르지 않을 수 없는 것이 생물학적인 차이에서부터 유래한다. 성적으로 공격적인 남성은 사정을 해서 난자에 접근하고 수동적인 여성은 침입해 온 정자를 맞아들여 생산의 사업을 시작하게 되는데 어느 때 천지개벽이 있어 이 역할이 반대로 될지는 모르지만 지금으로서는 번복의 여지가 없다. 인류역사가 계속되는 한 우리는 이 생식의 사업을 포기할 수는 없기 때문에 신체적으로는 남녀유별이 아닐 수 없다. 심신이 따로 떨어져 있지 않기 때문에 마음가짐에도 차이가 나기 마련인데 이런 것들을 부정하면 거기에서 갈등이 생긴다.

여성의 사회 진출이 현저하고 남성에게 가정 중심의 의식이 뚜렷해 가는 현대를 사는 우리에게 여자는 행주치마 두르고 집에만 있을 수 없고, 또 있어서만은 안 되고, 남자는 가정을 돌보지 않고 밖에서 큰소리만 치고 월급봉투나 집어 던질 수도 없고, 또 그래서만은 안 되지만 같은 일을 하고 설사 사회적 활동이 부부간에 거꾸로 된 것 같은 상황에서도 가정에서는 남녀의 역할을 최대한도로 발휘하도록 노력해야 하지 않을까.

밤도 낮도 없이 환자를 보는 여의사가 새벽 두세 시에 들이닥친 산모 때문에 잠자리를 거두고 나가게 될 때 그것을 좋아하는 남편은 한 사람도 없다. 물론 이 아내의 직책과 노고를 이해하고 협조해 주기는 하지만 좋아하지 않는다는 것을 잊지 말아야 한다. 사람이 머리로 알고 머리로 이해하는 것과 가슴으로 느끼고 받아들인다는 것에는 큰 차이가 있다.

반대로 가정에 자상하고 월급은 다 갖다 주고 술 · 담배도 않고 퇴근시간이면 꼭 집으로 오는 남편인데 그의 아내는 늘 허전함을 못 버린다면 그 남편은 모든 여성은 씩씩하고 관대하고 포용력 있는 남성을 좋아한다는 것을 상기해야 한다. 흔히 볼 수 있는 것이 경제력 있는 아내에게 행패부리는 남편이고, 남 보기에 가정밖에 모르는 남편을 가진 부인이 두통, 소화불량 등의 노이로제 증상을 호소하는 경우이다. 뚜렷한 불만도 할 수 없는 이런 섬세한 감정적 교류가 부부간에는 이해되도록 서로의 대화가 필요하다. 짧은 시간이라도 서로의 마음을 교환할 수 있는 대화를 가진다면 더욱 남편은 남성답게 아내는 여성답게 되는 즐거움을 가질 수 있으리라.

(1984년 4월 4일)

성녀 같은 아내 생동감 없다

'남편에게 화 한번 내지 않고 절대 순종하고 아이들에게도 그럴 수 없이 희생적인데 어쩌면 그 공도 모르고 남편은 외도를 한담!' 하는 소리는 흔히 들을 수 있는 아내의 푸념이다. '나는 남편을 무척 좋아한다. 남편은 외박도 자주하고 가족에게 책임감도 없고 늦게 들어오거나 외박하고 와도 그것에 대한 미안한 생각도 전혀 없는 것 같다. 나는 참을성 많고 누구한테나 잘해서 집안에서 착하고 얌전하다고 소문났으며 남편한테도 불평 안 하고 뒷바라지를 해 주는 데 남편은 전혀 개선되는 조짐이 보이지 않으니 어떻게 하면 좋겠나.' 등의 배신감과 고민을 털어놓는 경우가 많다.

옛날 여자가 돈 벌어 남편 공부시키고 출세시키고 나면 비뚜로 나간다던 말과 상통하기도 한다. 물론 위의 경우 남편들은 잘못이고 병적이기도 하지만 이 남편의 병적인 면을 개선시키지 못하고 조장시킬 가능성이 많은 것은 지나친 양보다. 공은 던지면 다시 돌아오는 재미로 치고 더 많이 받고 싶고 선물을 받으면 갚고 싶은 것이 사람의 마음이거늘 욕을 먹으면 화가 나야 되는데 두들겨도 반응 없고, 주어도 즐거워하지 않고, 욕먹어도 화를 내지 않는다는 것은 신체의 반응이 없는 것과 다름없다. 지나친 반응은 자기 컨트롤이 되지 않아 병적이라고 할 수 있겠지만 적절한 반응은 당연하고 필요하다.

어느 부인의 경우 남편이 모든 사람으로부터 존경받는 성인군자같이 점잖은 대학교수이고 부인에 대해서도 불평 같은 것이 일절 없고 검소한 사람이었다. 누가 봐도 그 부드러운 얼굴에 경의가 가는 그는 물론 적극적인 가장의 역활도 하지 못했다. 그저 월급 꼬박꼬박 가져다주고 책이나 보고 말수도 적은 반면 부인은 얌전하면서도 분위기를 좋아하는 편이니 남편과의 생활이 너무 재미없어 어떤 때는 야단이라도 쳐 주기를 바라면서 밤 12시까지 외출을 하고 돌아와도 남편은 '지금 왔소.' 하고 변함없는 표정이니 그런 얼굴에 대고 화를 낼 수도 없고 애교도 부릴 수 없으니 가끔 몸이 아프고 히스테리 증세가 날 뿐이었다.

살아 있는 증거는 반사인데 어느 남편의 경우도 마찬가지이다. 오직 순종과 희생으로 불평도 없고 교태도 없는 착한 부인을 두고 매일같이 늦게 귀가하지 않으면 외박도 예사로 하는 경우가 있었는데 알고 보니 어떤 딴 여자를 사귄 일도 있고, 또 그 일을 부인에게 고백했다고 한다. 부인이 매일 불안하고 살이 말라 들어가는 것 같으면서도 남편에게 그 여자와 끊으라든지 화를 내는 것이 아니라 의사에게 의논하러 오게 되었다. 그녀의 말이 '나는 집안 친척들한테도 다 잘하고 남에게도 잘해서 주위 사람들 칭찬을 받고 있고 남편한테도 자존심 때문에 화내지 않는다.' 고. 물론 리더십이 적은 미숙한 점이 있는 남편이었지만 다른 여자 사귄다고 고백까지 아내에게 하고 아내와 가정을 싫어하지 않으면서 밖으로 나도는 남편은 성녀 같은 부인한테서 생동감을 느끼기 힘들었을 것이다. 생동감은 활력소가 되고 살아 있다는 증거이고, 신선한 상호관계를 유지하는 데 필요하다.

너무도 평범한 이야기지만 남자들은 여자에게 요부 같은 면을 바라고 있고, 또 여자들은 누구나 섬세한 분위기를 좋아하다는 것을 서로 잊지 않고 반응한다면 그 가정에는 좀 더 생동감이 흐르지 않을까 한다.

(1984년 4월 9일)

자녀는 중립에 두라

"저 애는 저희 아버지를 닮아서 이기주의야." 하는 어머니의 비난이나 "저 애는 엄마를 닮아서 머리가 나빠." 하는 아버지의 핀잔이 어린애들에게 얼마나 큰 영향을 줄 것인가 하는 것을 우리는 때로 잊어버리는 수가 있다.

어린 아이들은 누구나 엄마 아빠 마음에 들고 싶어 한다. 마음에 들어야 사랑받는 것으로 느끼기 때문에 부모의 비위에 맞추는데 익숙해져 간다. 세 살짜리에게도 "엄마가 좋으니? 아빠가 좋으니?" 하고 물어보면 부모가 같이 있을 때는 둘 다 좋다고 하고 엄마만 있을 때는 '엄마가 더 좋아.', 아빠만 있을 때는 '아빠가 더 좋아.'라고 하는 것은 어느 가정에서나 보는 광경이다.

이런 질문은 그다지 좋은 장난은 아니지만 그래도 부부 사이가 좋고 안정된 가정에서는 큰 문제가 되지 않고 어린애의 재롱 정도로 넘길 수도 있다. 그러나 부부간에 갈등이 있는 부모를 가진 애들에게는 어려움이 생긴다. 재롱 보는 정도가 아니라 자기도 모르게 애들을 자기편으로 당기고 있기 때문이다.

남편한테 만족하지 못하는 어머니가 장성한 아들을 치마폭에서 놓아 주지 않는 경우를 우리는 얼마든지 볼 수 있고 그 아들이 장가라도 가서 어머니 치마폭을 빠져나가면 세상이 허무하고 아들이 섭섭하고 헛살았다는 외로움 때문에 우울증에 빠지는 수도 있다.

남편한테 쌓인 적개심을 호소할 곳이 없는 아내들은 남편이 직장에 나가고 나면 그 화를 자식들에게 풀 수도 있고 자식들을 붙들고 남편의 험담을 하게 되며, 자식들에게 인정받고 싶은 남편들은 자식의 잘못을 '너의 엄마가 잘못 가르쳐 그렇다.' 느니 '당신이 애들 다 버려 놓았다.' 느니 하기 쉽다. 자녀에 대해 관심이 적었다는 죄악감이 무의식중에 자리 잡고 있는 아버지 일수록 아내의 탓을 하기 쉽다.

사람은 누구나 사랑받으려는 기본적인 욕구가 있는데 더구나 생명의 탯줄인 어머니의 배척은 좌절과 공포를 가져오고 생존의 근원적인 믿음조차 흔들리게 마련이니 자녀는 그 비위를 맞추는데 힘을 쓰지 않을 수 없다. 부부의 역할이 잘 분화되어 있고, 부부가 사랑하고 배려하는 가정에서는 자녀들이 갈등에 빠지지 않고 중립적인 위치에서 자존심과 독립심을 키우면서 자랄 수 있다.

반드시 부부간이 아니더라도 고부간의 알력이 아이들을 갈등에 빠뜨리는 경우도 많다. 어느 남편은 어려서 조모와 부모와 함께 살았는데 동생을 일찍 본 그는 할머니와 같이 잤고 동생은 어머니와 잤다. 늘 할머니 앞에 있다 보니 할머니의 귀여움을 많이 받았는데 고부간의 사이가 좋지 않던 어머니는 하루는 시어머니의 꾸지람을 크게 듣고 집을 뛰쳐나가는 일이 벌어졌다. 해는 이미 져서 어두컴컴한데 뒷산으로 도망가는 엄마를 뒤좇아 가며 엄마를 부르고 울부짖었으나 결국은 붙잡지 못하고 엄마가 자기를 버렸다는 공포심은 이루 말할 수 없었던 기억을 갖고 있었다.

그는 결혼해서 자녀를 두고 단란한 가정을 이루었으나 아내가 지나가는 남자만 쳐다보아도 가슴이 덜컥 내려앉고 자기 친구를 웃는 낯으로 맞는 아내만 보아도 평정을 잃는 등 늘 아내를 의심하는 소위 의처증세를 나타내 병원을 찾게 되었던 것이다. 그에게 아내가 나를 버리지나 않을까 하는 불안은 꼭 네 살 때 어머니를 부르며 뒤좇아 갔던 때의 불안과 같다는 것이다.

시어머니가 좋아하는 애는 어머니가 덜 좋아하고 며느리 닮은 손자를 할머니가 구박하는 예는 고부간의 갈등이 있는 가정에서 흔히 볼 수 있다. 자녀들은 중립적일 수 있도록 놔두어야 한다.

(1984년 4월 10일)

배신감 쌓이면 자폭

"이렇게 억울할 때가 있습니까? 젊어서는 나를 그렇게도 고생시키고, 돈 좀 벌고 내가 50이 넘으니 나를 배신하고도 당당하니 나는 그와 이혼해야 되겠습니다." 하며 첫마디를 힘주어 분한 표정으로 호소하는 중년 부인은 보기 드물게 품위를 가진 미인이었다. 밤낮으로 눈물이 나서 어쩔 수가 없다면서 그날도 말을 꺼내기 전부터 눈물을 줄줄 흘리고 있었다.

"성질도 별나고 젊어서는 고생도 시킨 남편이지만 자수성가하여 지금은 남부럽지 않게 살게 되었고 그런대로 가정적이고 외박 한 번 하지 않아 그것 한 가지는 믿었었는데 최근에 알고 보니 젊은 여자와 사귄 지가 1년도 넘었어요." 그 사실을 알고부터는 소문나게 알뜰했던 살림도 싫고 매일 눈물만 나고 잠도 오지 않고 남편을 쥐어뜯고 죽이고 싶다. 원통하고 분해서 복수하고 싶은 생각뿐이고 꼴도 보기 싫다고 한다. 이 부인은 믿었던 남편에게 배신당했다는 분함이 클 만도 하지만 그 반응은 그녀를 파괴할 정도로 너무나 컸다.

보수적인 가정에서 얌전히 자라 결혼한 그녀는 누가 보아도 정숙하고 조용하고 품위 있는 주부였고 일하는 사람이 있어도 남편을 위한 반찬은 손수 만들어 왔다고 한다. 이런 부인을 속이고 외도를 하는 남편은 상당히 의존적인 차가운 성격의 꼬장꼬장한 사람이었고 이 부인은 부드러우나 자기 방어가 심하고 자기 일에 관한 한 의사의 말도 받아들이지 않는 아집이 있었다.

갱년기에 우울증이나 망상증을 가져오기 쉬운데 이 부인도 예외 아닌 갱년기 우울증에 걸려 버린 것이다. 물론 남편에게서 배신당했다는 분함 때문에 발병은 했지만 연령적으로나 성격적으로 갱년기 우울증에 걸리기에 맞아 들어갔던 것이다. 잠도 못 자고 밥도 못 먹고 일도 않고 울기만 하는 것이 아니라 평소의 그녀의 교양은 어디로 가 버리고 남편에 대한 의심과 적개심으로 매일 흥분하고 쥐어뜯는 등 도저히 자기 컨트롤이 되지 않는 상태였다.

남편 하나 믿고 시집간다는 항간의 말이 그리 듣기 좋은 소리는 아니지만 우리나라 과거 사회에서는 수긍이 갈 만 했고 자기를 극도로 억압한 체 결혼 생활을 해 온 부인들에게는 더욱 허망감을 가져오게 되는 것이 갱년기이다. 헛살았다는 억울함은 정도 차이는 있으나 대부분의 갱년기 여성들에게서 들을 수 있는 표현이다. 알차게 살고 헛살고는 다 내가 산 것이지 남이 내 삶을 살아 줄 수는 없는 것이다.

정신없이 살다보니 나이는 먹어 50을 넘었고 자녀들은 다 떨어져 나가고 남편은 사업에 열중하여 주름살 잡힌 아내에게 관심은 적어지고 밖에서 젊은 여자들과 접촉할 시간도 늘고 보니 회춘하는 기분도 들 수 있겠지만 슬기로운 남편들은 효자보다도 악처(악부)가 낫다는 속담을 잊지 말고 평생을 자기 뒷바라지에 바치면서 늘어 온 아내의 주름살을 사랑하는 아량 있고 멋진 갱년기 남성이 되어야 하지 않겠는가.

내 인생은 내가 사는 것이라는 진리를 잊지 말고 남편과 자식을 위해서 희생한다는 착각을 버린다면 아내들의 남편에 대한 극도의 배신감도 경감시킬 수 있지 않을까. 사실 남편과 자식의 뒷바라지에 여념이 없이 살아온 주부들이 많고 이것이 잘못된 것은 아니지만 자기 인생이 남편과 자식들에게만 달려있다고 생각하는 것은 위험한 자폭행위를 초래할 수 있다. 배신감이 없을 수는 없으나 너무나 심해 지금까지의 자기 인생을 무너뜨리고 복수심에만 불타게 되면 망상증이나 우울증에 걸려 자폭할 위험성이 많다.

(1984년 4월 16일)

결혼은 목적이 아니다

결혼은 목적이 될 수 없다. 어떤 동물은 태어나서 단 한 번 교미하고 난 뒤에 화려한 죽음으로 끝난다는 말도 있다. 이렇게 본다면 그 동물은 결혼이 삶의 오직 목적이었을지도 모른다. 음양의 진리를 최고로 맛보고 생애를 끝마쳤으니 살만큼 살았다고도 볼 수 있지만 적어도 우리 인간은 그렇지 않다.

태어나서 어머니 품안에서의 쾌락과 고통, 어른이 되어 결혼을 하고서의 쾌락과 고통, 늙어서 일선에서 밀려나서의 쾌락과 고통으로 크게 나누어 본다면 모든 것은 삶의 과정이지 삶의 목적은 아닌 것 같다. '어떻게 사느냐.' 하는 말이나 '어떻게 죽느냐.' 하는 말이나 같은 것인데 거기 무엇을 따질 필요가 있을까마는 적령기를 맞은 미혼 남녀들은 자칫 결혼이 인생의 목적인 양 착각하는 수도 있다. 인생을 결혼에다 온통 다 걸어 버림으로써 고통과 비애에 빠져 헤어나지 못하는 수도 없지 않다.

물질주의가 고도로 팽배해 있는 이 산업화 시대에서는 어떤 양극의 양상을 볼 수 있다. 내가 남보다 나아야 되고 잘 살아야 되고 많이 가져야 된다는 극도의 이기주의 때문에 허위와 배신과

약탈이 공공연히 이루어지고 있는 현대에서는 중용의 진리를 알기가 참으로 힘든 것 같다. '중용은 덕의 극치다.' 라는 옛 성현의 가르침을 모르는 것은 아니나 그것을 따르기는 매우 어렵다. 하기야 옛날에도 남녀는 시집장가 잘 가고 못 가는데 두 사람의 인생이 달렸다고 하며 가장 큰 인륜지대사로 치고 있지만 내가 시집장가 잘 가서 부귀다남하고 부모 공경하고 집안을 책임진다는 책임감이 뚜렷했지 어쨌든 시집이나 가고 보자는 태도는 아니었다고 본다.

앞에서도 양극의 양상이라고 했듯이 현대 사회에서는 결혼도 경쟁이니 어쨌든 욕심을 채우고 보자는 사람들과 결혼은 나를 희생시켜야 되니 나를 지키기 위해 혼자 살 수밖에 없다고 생각하는 사람들이 느는 것 같다. 전자의 경우 결혼을 자기 인생의 목적으로 생각하고 있기 때문에 결혼 본래의 신성한 의미를 망각하고 있다고 볼 수 있고, 후자의 경우는 지나친 자기 방어에 사로잡혀 있다고 볼 수 있다.

시집가서 호강하고 사는 것이 제일 아니냐. 이 신랑감은 누구의 아들이고 재산이 얼마나 있고 부모들은 모시지 않아도 된다는 조건을 제일 먼저 적어 가지고 다니는 중매 아주머니들의 수첩이 신랑의 성격이나 인간됨보다 힘이 센 것 같고 결혼 서약서보다도 중요한 것 같은 인상을 주고 있는 오늘의 현실은 웃지 못할 일이다.

물론 결혼은 꿈이 아니고 현실이고, 약속이고, 책임과 의무를 다해야 되니 현실적인 조건을 무시할 수는 없지만 이 현실적인 조건이란 어디까지나 어떻게 하면 어른으로서의 인생을 안정되고 보람 있게 열심히 살아갈 수 있을까 하는데 두어야 하는데 맨션 아파트에서 호의호식할 수 있고 돈과 지위만 있으면 평생을 편안히 놀고도 먹을 수 있다는 안이한 생각이나 처가의 덕을 보아 자기 야심을 펼쳐 보겠다는 불성실한 생각으로 몇 해씩 사귀던 애인을 하루아침에 배신해 버리는 이야기들을 우리는 심심치 않게 듣고 있다.

TV 등에서 미혼남녀들에게 인터뷰할 때 '결혼 상대는 어떤 사람을 원하십니까?' 하면 하나같이 '건강하고 성실한 사람'이라고 대답하는데 실지 우리의 풍조는 그렇지 않은 것 같다. 그렇다면 모든 사람이 건강하고, 성실하고, 착하고, 능력 있는 사람을 배우자로 원하고 있는 것이 진심인데 왜 실상은 다른가. 사회는 개인을 지배하고 개인은 사회를 구성하고 있으니 개인과 사회가 다 같이 잘못하고 있지 않은가.

(1984년 4월 17일)

말 없는 대화

아무리 하소연을 해도 답답한 가슴이 풀리지 않고 아무리 의중을 얘기해도 상대방이 충분히 알아들은 것 같지 않은 경우를 우리는 얼마든지 경험한다. 말이란 대화의 수단이기는 하지만 대화의 전부는 되지 못한다. '당신은 내 마음을 이해하지 못할 거야!' '당신은 내 말을 못 알아듣는다.' 등은 흔히 표현되는 안타까운 불만이다.

가까운 사람과의 대화일수록 말은 부족하고 진심을 전달하기에는 큰 힘이 되지 못한다. 최근에 보디랭귀지라는 말이 쓰이고 있지만 이런 서양적인 사고에서 출발한 말이 아니더라도 우리 동양 사람, 특히 우리나라 사람들은 예부터 말보다는 말 없는 표현이 체질화되어 왔었다. 글을 보아도 그렇듯이 한 구절 탁 던지면 거기 몇 가지의 뜻이 담겨 있고, 또 읽는 사람들의 머리와 마음으로 그 깊은 뜻도 알 수가 있다. 지나친 설명은 상대에게 무의식적인 강요라고도 볼 수 있고 이해의 폭도 좁아지고 느낌도 얕아진다.

가정생활에서는 말 없는 대화(비언어적인 대화)가 더욱 중요하다. 부부간에도 물론 그렇거니와 부모와 자식 간에도 마찬가지이다.

연애할 때는 더욱 느끼는 것이지만 연인의 옆에 앉아 있기만 해도 흐뭇하고, 마음이 통하고, 서로 쳐다보기만 해도 사랑의 말들이 흘러가는 것을 느낄 수 있다. '당신을 사랑해요.'라고 되풀이하는 것은 자기 자신의 불안 때문에 상대방의 사랑을 재확인하기 위한 다짐이라고도 볼 수 있다. 사랑이란 말 없이도 전달될 수 있는 것이고, 아무리 말로 해도 다 표현할 수 없는 것이다.

말이 필요없다든지 말은 저차원적이라는 뜻은 아니다. 단지 말만 가지고는 부족하고 비언어적인 대화가 굉장히 중요한 역할을 하고 있다는 것을 말하고 싶다. 자기 의사를 명확하게 발표하고 자기 주장을 당당히 하고 자기 마음을 솔직하게 내놓음으로써 상대방과의 대화가 원활하게 되지만 그 말 뒤에 숨어 있는 뜻이나 말 밖의 뜻이 다를 수도 있고 때로는 하는 말이 하고 싶은 말의 정반대가 될 수도 있다. 비언어적인 표현이라고 다 솔직한 표현일 수는 없다. 그 표현의 뒤에 또 진짜로 하고 싶은 말이 숨겨져 있을 수도 많기 때문이다. 상대방이 진실로 원하는 것이 무언인가를 알기에는 말이 너무나도 부족하다.

믿음이 두터운 부부일수록 말수가 적다고 봐도 된다. 물론 어떤 화제를 가지고 둘이서 의견을 나누고 세상사를 얘기하고 토론을 하는 데는 충분한 말이 필요하지만 둘이서 정을 나누고 이해하고 원하는 것을 주고 받고 하는 데는 말이 큰 힘을 발휘하지 못한다. 자녀들과의 관계에서도 마찬가지이다. 특히 어린애들은 자기 마음과 반대되는 행동을 많이 한다. 엄마의 사랑이 부족하면 그 사랑을 더 받을 수 있는 행동을 하기보다는 밉상을 부려서 점점 더

배척감을 느끼게 한다. 오줌 잘 가리던 애가 동생이 생기면서 엄마의 관심을 끌려고 다시 오줌을 싸는 예 등을 얼마든지 볼 수 있듯이 부부간에도 이런 역동은 마찬가지이다. 상대의 애정을 확인한다고 해서 필요 이상의 바가지나 필요 이상의 간섭으로 나타날 때는 공연히 감정을 상하게 하기 쉽다.

(1984년 4월 23일)

서로 솔직하라

마음에는 있는 데 도무지 표현할 수가 없고 때로는 마음과 반대의 태도나 행동을 할 때를 누구나 경험한다. 이런 경우 상대방이 내 마음을 바로 알아주면 더 바랄 나위가 없겠지만 꼭 그렇지는 못하다. 안타깝고 가슴만 답답할 따름이다.

항상 가슴이 답답하고 소화가 안 되는 부인이나 술이나 한 잔 마시고 집에 들어가서 신문이나 뒤적거리다 자 버리는 남편들은 이런 답답한 심정들이 많다고 볼 수 있다. 이런 두 사람은 '우린 서로가 통하지 않는다.' 고 생각하고 있든지 혹은 서로의 체면을 세우고 있다고 생각하고 있다. 혹은 상대방이 나에게 무엇을 어떻게 생각하고 대해 주나 하는 기대에만 집착하고 있을 수도 있다.

부부간이 아니라도 대인관계에서는 서로 솔직할 수 없다는 것은 문제인데 가장 가까운 부부간에 솔직할 수 없다는 것은 정말 안타깝고 피곤하기 짝이 없는 일이다. 이렇게 믿음이 없고 탐욕스럽고 살상이 공공연한 20세기에 살고 있는 우리이니 만큼 부자간에, 부부간에, 친구 간에 사랑과 믿음을 잃지 않도록 노력할 필요가 있으며, 이미 잃어진 믿음을 회복하도록 자각이 필요하다.

사람은 누구나 옷을 입었을 때는 울긋불긋 색도 다르고 모양도 달라 보이지만 벌거벗으면 다 똑같다. 남녀의 구별이 있을 따름이지 나보다 별로 나은 사람도 없고 나보다 별로 못한 사람도 없는 그저 비슷한 육체가 있을 뿐이다. 그런데 무엇을 특별히 감추고 무엇을 유난히 내세울 것이 있겠는가. 생존하기에 필요할 만큼의 기능을 가진 육체뿐이고 그 육체에 깃들어 있는 마음뿐이 아닌가.

매일 한 솥의 밥을 먹고, 한 이불에서 꿈을 꾸는 관계에서 내 앞에 아무리 높은 바리케이드를 친들 외로움만 더하지 무슨 자기방어가 되겠다고 뻣대고 있는지 반성해 보자. 그렇다고 비밀을 다 털어놓으라는 말은 아니다. 지켜야 될 비밀은 지키는 것이 좋고 털어놓지 않는 비밀이 있다고 해서 상대방을 속인다고 말할 수는 없다. 솔직해야 될 것은 서로의 마음이고 느낌이고 바람이다.

물론 우리는 자기 자신에게 솔직하기조차 어렵기 때문에 온갖 갈등과 혐오와 혼란을 겪고 살고 있다. 그러니 우선 자기가 무엇을 바라고 있는지 알 필요가 있고 자기 자신에게도 솔직한 사람은 남에게도 솔직할 수 있다.

부부관계에서는 이런 경향이 더욱 뚜렷해서 자기감정을 솔직히 표현하지 못하는 성격을 가진 사람은 상대방에게 늘 안타까움과 부족감과 거리감을 해소시키지 못한다. 상대방이 내 마음을 몰라준다고 섭섭해하고 원망하기 전에 내 마음을 솔직히 표현하고 또한 상대방 마음을 알아줄 줄 아는 마음가짐을 가진다면 진정한 대화가 될 것이다.

(1984년 4월 24일)

연애 감정 잊지 말자

결혼은 연애의 무덤이라고도 하지만 연애가 죽어서 무덤에 들어갔다기보다 거름이 되어 결혼이라는 꽃을 활짝 피우기 위해 계속 살아 있다고 말할 수 있다. 연애시절의 감정과 분위기를 그대로 결혼생활에 연장시키려고 한다면 좌절과 갈등을 초래하지만 연애감정과 분위기를 완전히 무시하고 포기하는 것도 슬기롭지 못한 부부관계라고 하고 싶다. 약속되고 안정된 가정생활에 연애적 감정과 분위기를 적절하게 살려 가는 것은 필요한 윤활유가 된다.

남편들은 일찍 퇴근하는 날은 신문만 뒤적거리거나 텔레비전 앞에 앉아 있다 일찍 자 버리고 일요일에는 피곤하다고 종일 잠만 잔다는 불평을 아내로부터 자주 듣는다. 또 남편들은 밖에서 내가 얼마나 피곤하고 스트레스가 많은지 그것도 이해 못하고 바가지만 긁는다고 아내에게 불평을 한다. 그러나 서로 상대방 입장에서서 생각한다면 이해와 양보도 가능할 것 같다. 두 사람 다 지당한 불만이기 때문이다.

닫힌 좁은 공간에서 하루 종일 말 한마디 건넬 상대도 없이 부엌일이다 청소다 바쁘게 돌아가면서 아내들은 곧잘 공상을 한다.

저녁상을 준비하면서도 나름 솜씨를 부리면서 집에 돌아오는 남편에 대한 공상을 하게 되는데 막상 들어온 남편은 묵묵부답 밥만 먹고 신문으로 얼굴을 잔뜩 가리고 있다가 잠들어 버리면 서운한 마음이 없을 수 없다. 남편이 돌아오면 이런 얘기 저런 얘기 해야지 하고 벼르던 공상은 끝내 공상으로 끝나 버리고 만다.

게다가 술이나 만취해서 밤중에 들어와 주정기나 있으면 그때의 아내의 심정은 비참하기 이를 데 없고 적개심이 쌓여 가지 않을 수 없다. 어떤 것이 옳은 것인지 가치관을 세울 수 없는 사회 탓인지 몰라도 많은 남편이 승진을 위하여, 사업을 위하여, 우정을 위하여 술을 마신다고 하니 이해하고 참아야 되겠지만 이러한 핑계들로 아내를 충분히 위로 할 수는 없다. 술 마시는 사람치고 자기 돈 냈다는 사람 없고, 마시고 싶어 마신 사람 없고, 웬 핑계가 그리 많은지.

여자들은 남자들보다 훨씬 공상적이고 감상적이고 직감적이다. 또 분위기를 사랑한다. 아내가 처녀 때보다 매력 없고 정감도 메마르고 능력도 없어졌다면 그것은 남편에게도 책임이 있다.

남편이 월급봉투나 던져 주고 밖으로만 돈다면 이것은 또한 아내에게도 책임이 있다. 어느 날 오후 산책길에서 나란히 거닐며 오순도순 이야기를 나누는 부부의 모습은 누가 보아도 아름답다. 거기다 살며시 손이라도 잡고 있다면 더욱 미소가 나오는 흐뭇한 광경이 아닐 수 없으나 우리나라의 많은 중년 부부는 남편은 아내의 느린 걸음걸이에 힐책을 하며 앞에 서서 가고 아내는 앞서가는 남편을 따르느라 불만스러운 표정일 수가 많다.

눈치를 살피라는 말은 아니지만 상대방의 기분을 고려한다는 것은 대화에 절대로 필요한 조건이다. 아무리 각박한 현실에 얽매어 있다 하더라도 부부간의 정감어린 대화는 만병의 묘약이 될 수 있다. 인생이란 아주 작은 일 시시한 일에서 진정한 행복감을 맛볼 수 있는 것이 아닌가 싶다.

(1984년 4월 26일)

얻는 것과 잃은 것

최근 한 TV 프로그램에서 결혼으로 얻은 것과 잃은 것이 무엇이냐고 물었을 때 많은 사람이 "얻은 것은 안정이요, 잃은 것은 자유"라고 대답했다. 틀림없는 사실이라고 할 수 있다. 또 어떤 뜻에서든 간에 그래야 된다.

하지만 결혼했다고 다 안정되는 것도 아니요, 결혼 전에는 진정으로 자유로웠느냐고 한다면 그러지 못했을 경우도 많다. 자유란 어디까지나 자신의 내면적인 건강의 문제지 외부 환경에만 달려 있진 않기 때문이다. 진정한 자유는 집착으로부터의 해방이고 의존적 욕구로부터의 독립이기 때문에 결혼이 곧 자유의 무덤도 아니고 안정의 요람이 보장되지 않을 수도 있다. 이것은 결혼 자체가 그렇다기보다 결혼하는 사람에 따라서 다르고, 외면적인 자유는 잃었지만 내면적인 자유란 안정된 마음에서만 얻을 수 있기 때문이다.

어떤 부인이 갑작스러운 흥분과 불면증으로 나를 찾아왔다. 스스로 왔다기보다 남편이 데리고 왔다. 그 부인은 남편에 대한 불신감과 남편이 자기를 버릴 것 같은 불안감이 항상 계속되어 왔는데 최근 갑자기 잠을 못 자고 헛소리를 하게 됐다고 했다. 남편은 아내의 평소 불안감에 대해서 잘 알지 못했고, 다만 내성적이고 좀 신경질은 있으나 열심히 살림을 하는 아내였다고 했다.

결혼 10년이 가까우나 하도 알뜰해서 집안 살림을 다 맡길 수 있었다고 한다. 그녀의 결혼 전 생활은 경제적인 고생은 없었으나 아버지가 소실을 두고 오랜 세월 사는 동안 어머니는 아버지에게 거의 불평도 하지 않고 일만 하면서 여러 남매인 자녀들에게도 무관심한 면이 있었다고 한다. 어머니가 열심히 살림을 하여 자식 뒷바라지를 하기는 했으나 아주 냉정해서 어머니의 사랑이 와 닿는 느낌을 회상할 수 없었다고 한다.

어머니는 남편으로부터의 배신을 솔직히 처리 못하고 애증의 표현도 체념하듯이 살고 있었고, 이런 자포자기로 인해 자식들에게도 애정 표시가 거의 없었던 모양이다. 이런 부모 밑에서 그녀는 남자(아버지)에 대한 불신과 적개심이 컸고 여자(어머니)에 대한 연민과 자학성이 심해서 자존심이 확립되어 있지 못했다.

그녀의 남편은 평범하고 직장에 충실하며 가정에 관심이 많았는데도 불구하고 늘 남편이 바람이나 피우지 않나 하는 불안이 있으면서도 저녁 늦게 술에 취해 돌아온 남편에게 한마디 불평도 않고 들어오기 전에는 자지 않고 기다리며 안절부절못한 표시를 하지 않았다. 이러한 관계에서 남편이 장기 출장을 가게 되고 보니 잔뜩 쌓였던 불안이 폭발해 버린 것이다.

그 부인의 불안은 남편에게 이유가 있었던 것이 아니고 종로에서 뺨맞고 한강에서 푸는 식의 엉뚱한 반응이라고 할 수 있다. 사람은 마음의 갈등을 어떠한 형태로든지 풀게 되어 있어 밖으로든지 자기 내부로든지 변형된 형태로 나타나는 수가 많다. 또 사람은 아주 조건반사적이라 경험한 조건을 쉽게 버리지 못한다. 세살 버릇 여든까지 간다는 우리나라 속담이 말해 주듯이.

결혼이란 두 사람의 대화와 이해에 의해 형태가 가름되는데 크고 작은 문제들이 있을 때마다 나를 돌아보는 자세가 필요하다.

(1984년 4월 30일)

알맞게 주고 받기

"오른빰을 맞으면 왼빰까지 내밀어라."라는 성경 말씀은 적어도 부부 사이에는 곤란한 가르침이다. 예수님은 지극히 자비로운 사랑과 원수까지도 사랑하라는 뜻에서 말씀하셨겠지만 억지를 한 번 써 본다면 그것은 나만 착한 사람이 되고 상대방은 끝까지 죄인으로 남겨 두자는 말씀이라고도 할 수 있다. 큰 뜻이야 딴 곳에 있다 하더라도 오른빰 맞고 왼빰 내미는 사랑의 표현은 부부간에는 그다지 바람직하지가 못하다. 부부간의 사랑이란 너무 형이상학적으로 생각할 필요가 없다. 알맞게 주고 받을 수 있는 관계가 편안하고 행복하지 않겠는가.

연애시절에는 한쪽이 지나치게 열을 올리면 상대방은 도망가기 쉽다. 밀고 당기는 시소게임은 인간관계, 특히 남녀관계와 비슷한 측면이 있다. 시소게임에 균형이 중요하듯이 부부관계에서도 균형이 아주 중요하다. 지나친 사랑의 요구는 상대방을 피곤하게 만들지만 지나친 사랑의 표현은 상대방을 귀찮게 만들어 도망가게 하기 쉽다. 지나치게 받고 싶어 하는 것이나 지나치게 주려고 하는 것이나 그 밑바닥에 깔린 마음은 통하는 데가 있다.

잡아당기면 도망가려고 하고 도망가려고 하는 것이 불안해 점점 더 잡아당기는 악순환을 알면서 조절을 못하는 게 중생의 의존심이기는 하지만 또 알고 노력하면 어느 정도 이루어지는 것이 인간 생활이다. 자기에게만 헌신적인 사랑을 바치라는 남편에게는 적당한 좌절을 맛보게 해야 되고 하루도 떨어져서는 못 산다는 아내에게는 남편에 대한 적당한 믿음을 가지게 해야 될 것 같다. 남편의 얼굴도 바로 쳐다보지 못하고 임신을 했다는 옛 여인들 가슴에는 사랑이 메마르고 하루도 떨어져서는 지낼 수 없다는 현대 여성의 가슴에만 사랑이 넘쳐 흐른다고는 할 수 없다.

우리가 최근에 흔히 들을 수 있는 말에 리빙 투게더(living together)라는 것이 있다. 미국이나 유럽에서 유행(?)하고 있다는 남녀 동거 형태이다. 우리나라에서는 아직까지 동거 생활이라면 결혼을 전제로 했거나 결혼할 형편이 되지 못하는 남녀끼리 살고 있는 상태를 말하지만 서양 사회에서의 동거라는 상태는 결혼이란 약속과 이에 따르는 책임을 지지 않기 위해 번져 가는 형태이다.

남태평양, 어느 비행장에서 시간이 남아 벤치에 앉아 있노라니 젊고 아름답고 행복해 보이는 그러나 조금은 불안정해 보이는 남녀가 옆에 와서 앉았다. 심심하던 차라 상례적인 몇 마디 끝에 "아기는 없느냐?" 고 물었더니 "우리는 결혼하지 않았다. 리빙 투게더다." 라고 아무렇지도 않게 대답했다. 지금 동거 7년째인데 결혼을 안 했으니 애는 낳을 생각이 없고 앞으로도 결혼을 할지 안 할지 미정이라고 했다. 이런 남녀의 동거 형태는 가족이라는 개념에서의 애정과 책임을 가질 수도 없다.

우리나라에선 아직 동거란 부끄러운 일로 알고 있지만 최근 젊은 남녀들이 '나는 결혼하는 것이지 시집가는 것이 아니다.' 하는 주장이 늘어나는 걸 보면 그러다가 리빙 투게더로 발전하지 않을까 우려도 된다. 내가 말하는 알맞게 주고 알맞게 받자는 것은 성공적인 부부관계와 가족관계를 이루는 지혜로서의 충고이지 책임과 희생이 싫어 결혼 않고 리빙 투게더 하는 타산주의자가 되라는 뜻은 아니다.

(1984년 5월 1일)

시집가는 경사

우리네 생활에서 가장 경사로 치는 것은 시집 장가가는 일과 아들딸 낳는 일이다. 꼭 치러야 되는 일인지는 몰라도 누구나 치르기를 바라는 경사이다. 또 모든 인간사의 근본이 되는 경사이기도 하다. 장가들고 시집가는 개념에도 많은 변화가 와서 지금은 누구누구와 결혼한다고 하지 누구네 집으로 시집간다는 표현은 줄어들고 있다. 예부터 남녀가 결혼한다는 것은 참으로 인륜지대사이고, 특히 여자에게는 인생이 바뀌는 계기가 된다고도 볼 수 있다. 오죽하면 '시(媤)'자가 여자가 생각해야 된다고 계집(女)변에 생각(思)자가 합쳐져서 시(媤)자가 되었을까?

과학이 어지러울 지경으로 발달해서 로봇이 사람을 지배할지도 모른다는 우려가 튀어나오는 이 마당에 한자를 가지고 운운한다는 것이 우스울 수도 있지만 그 고루한 글자가 입에 오르내리기는 예보다 요즘이 더한 것 같다. 옛날에는 좋은 뜻에서도 오르내렸지만 지금은 거의 나쁜 뜻에서 오르내리는 것 같다. 시집간다는 것은 전에는 어느 댁으로 시집을 가서 누구와 백년해로를 하면서 부모 공경하고 자식 잘 키우고 집안 잘 지켜 나가는 안주인이 된다는 뜻이었다면 지금은 누구누구에게 가서 출세하고 넉넉하게 자기 삶을 엔조이한다는 뜻으로 바뀌어 온 것 같다. 집, 즉 가족이라는 개념은 없고 그 대신 출발이라는 개념이 뚜렷해졌다.

한마디로 옛날 풍습이 좋다든지 현대의 자세가 나쁘다든지 하는 것은 절대 아니다. 두 가지 풍습에 다 장단점이 있으나 그 장점들을 취하기보다 단점들만 취하는 오류를 범하기 쉽다는 말을 하고 싶을 따름이다. 로미오와 줄리엣의 사랑이 양가의 반목으로 비극적으로 끝났다고 해서 서로의 가정을 보는 것이 잘못됐다고 할 수는 없다. 요사이 집안을 본다는 것이 어느 재벌 아들 어느 장관 아들 등 외형적으로 흐르기 쉽고 그 집의 가풍이나 사람 됨됨을 보는 일을 소홀히 하여 시집가서 더욱 문제가 많아지는 것 같다.

직업적인 중매쟁이들이 당사자의 부모가 별 볼일 없으면 삼촌, 사촌 심지어 사돈의 팔촌의 직위와 간판까지를 내세우지 않을 수 없는 것은 시집을 가장 어리석게 고르는(자기 딴에는 가장 똑똑한 줄 알면서) 사람들 탓이라고 보아도 된다. 집안을 본다는 것은 자기가 가서 잘 동화될 수 있고 또 동화시킬 수도 있는 비슷한 가치관을 가졌나 하는 데 역점을 두어야 한다.

지금은 시집살이하는 며느리도 거의 없거니와 시집살이 시키는 시어머니도 별로 없는데도 불구하고 시자만 들어도 과민해지고 같이 살지도 않으면서 싫어하는 수도 많다. 예부터 '시어머니 용심은 하늘로부터 내려온다.' 는 말이 있듯이 애지중지 키운 아들이 떠나가고 늙어서 할 일 없으면 서운함과 심술이 늘어나기 쉽고 며느리의 남편에 대한 불만도 그를 키운 시어머니한테로 옮겨

가기 쉽기는 하다.

정든 집을 떠나 시집에 온 새색시는 남편을 독점하려는 욕심이 있다는 것을 서로 이해한다면 시어머니는 새며느리와 빨리 정들 수가 있을 것이다. 그렇게 함으로써 결혼은 경사에 그치지 않고 정말 바람직하게 하모니를 이룰 수 있으리라. 결혼은 단지 사치스러운 공상에 그치지는 않을 것이다.

(1984년 5월 7일)

7

오월이 되면

여러 매체를 통해 발표된 에세이를 모았다.

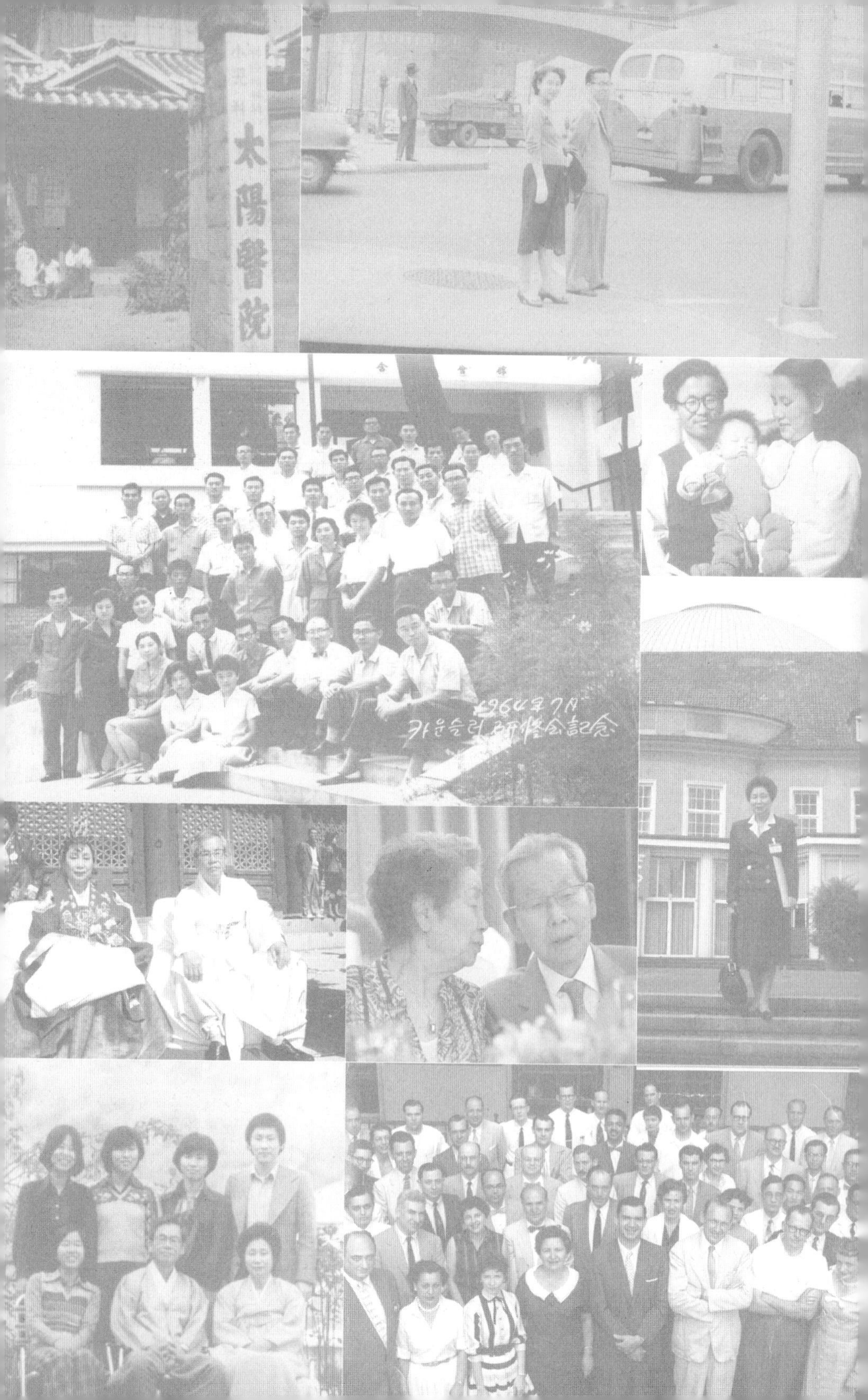
太陽醫院
1964年7月
카운슬러 研修会記念

한강

금수강산 삼천리란 예부터 내려오는 이 나라의 대명사다. 정자 좋고 물 좋은 곳은 없다지만 굽이굽이 흐르는 강은 산 많은 우리나라에 특히 아름다운 경관이다. 절벽으로 깎은 듯한 바위 위에 정자를 세워 놓고 굽이치는 청수를 굽어보며 한가로이 시를 읊던 옛 선비들의 한가로움이 그리운 향수로 젖어온다.

나는 어려서의 마포나루를 기억한다. 서대문 밖에 살던 열한 살 때 할머니를 따라 어스름길의 마포나루에 갔는데 왜 갔는지 기억은 나지 않지만 굉장히 넓은 바다 같은 강 위에 배들이 떠 있었다. 그때의 느낌으로는 큰 배였지만 지금 생각하니 아마도 작은 고기잡이 배임에 틀림이 없다.

한강…… 하고 불러보니 우선 옛 생각 먼저 나고 영상의 날개는 세계를 누비고 있다. 엄청나게 넓고 겨울이면 꽁꽁 얼어붙는 두만강, 한 많은 민족의 분노를 안고 북쪽 조국을 바라다보며 눈물짓던 두만강변은 정말로 처량했다. 해변같이 뻗은 강변의 모래사장은 1938년경의 대홍수에 쓸려 내리고 떠내려 오는 사람, 가축, 가옥 등을 구하기에는 속수무책이었다.

만주의 송화강변은 야릇한 감상이 감도는 곳이었다. 러시아 혁명으로 그들의 조국을 등진 소위 백계로인(白系露人)들의 정착지인 하얼빈을 흐르고 있었다. 귀족 출신의 러시아 여인들이 여순경으로까지 격하되기도 하였지만 영하 30도의 한겨울 두껍게 얼은 얼음을 깨고 강물에 몸을 적시는 종교인들의 인고는 소녀인 나에게 경탄과 선망을 안겨 주었다.

서독과 동독의 경계를 흐르고 있는 베를린의 '하버강'은 강변이 완전히 콘크리트로 구축되어 있었다. 맑고 깨끗한 물 위에 하얀 돛단배가 둥둥 떠 있는 모습은 문자 그대로 그림 같았다. 강 중심부에 일렬로 정연하게 떠 있는 백색 원형물 또한 아름다웠으나 그것이 강(江)도 양분한 동 · 서독의 경계라니 웃지 못할 실상이 아닐 수 없다. 인간의 탐욕으로 그칠 줄을 모르는 전쟁은 인간 자신을 점점 파괴와 저주 속으로 몰고 가고 있다.

강을 사이에 두고 서로 바라보는 인간이 마음에는 갖은 태목(台木)이 쓰여지고 있을 것이다. 베를린의 강뿐이랴! 해방과 더불어 찾아든 민족 분단의 비극에 말려든 우리는 임진강에 얼마나 많은 총알을 묻었겠나? 야음을 틈타 월남한 피난민들에게는 강바닥이 얕은 것이 다행이었지만 이제 영영 돌아오지 않는 다리로 남아있어야 될지 모르는 다리가 원망스럽기 짝이 없다.

'라인강'의 기적을 이루었다는 서독인들의 집념을 우리는 알고 있다. 옛 군주의 성들이 관광객을 끌고 로렐라이 언덕이 처녀의 옛 이야기를 말해 주는 라인강의 낭만은 독일 사람들의 예술을 창조하는 데만 기여한 것이 아니라 패전국으로서의 역경을 극복하여 어느

새 경제대국의 대열에 서게 된 집념과 노력을 생각하게 한다.

어느 나라든 그 나라의 대표적인 강이 있다. 중국 하면 양자강이, 독일 하면 라인강이, 이집트 하면 나일강이, 그 외에도 어느 나라 하면 어느 강(江)이 머리에 떠오르듯이 우리나라 하면 먼저 떠오르는 강이 한강일 것이다. 남북으로 동강 난 후로는 두만강이나 압록강은 옛이야기같은 착각마저 일어날 지경이지만 한강은 우리나라 강의 대표가 아닐 수 없다.

상기하기도 싫은 6 · 25전쟁시의 한강대교 폭파는 한강의 중요한 역사의 한 가지다. 어느 시대 어느 곳에서나 전쟁의 살인자는 일선의 전투병이 아니다.

하나밖에 없었던 한강의 교량은 20년간 10여개로 늘고 다리를 오가는 사람도 하루 수백만이 되어 오는 동안 서울을 싸고 흐르는 한강수는 더러워져 가기만 했다. 산업사회의 부산물들이 곳곳을 침해하고 있지만 특히 한강은 인간의 무지 때문에, 탐욕 때문에, 이기심 때문에 너무도 심한 침해를 받았다. 늠름히 흐르는 강물, 달빛에 흔들리는 물결, 겨울밤 낚시의 등불이 아련한 강물이 아니라 한강 운운하면 이맛살을 찌푸리고 강변을 지나면서 코를 쥐어야 하는 강이 되어 버린 것은 우리 모두의 책임이다.

늦은 감은 있으나 한강을 살리자고 개발을 시작한 것은 정말 잘된 일이다. 우리 모두가 먹고 마시고 도심의 피로를 풀 수 있는 휴식공간이 되고 옛이야기도 나눌 수가 있을 한강변이 이미 완성되어 가고 있다.

그러나 희망적인 것만은 아니다. 지금까지도 그런 예가 많았듯이 개발의 의욕이 지나쳐 자연을 손상하는 인공의 부조화가 도리어 강변과 도시를 망칠 수도 있다. 과시효과에 급급하여 서울의 지리적인 특색을 살리지 못한다면 또 돌이킬 수 없는 실책의 한 가지로 남을 것이다.

파리의 세느강이 크게 아름다운 것도 아니고 위락시설이 잘 되어 있는 것도 아닌데 왜 그렇게 유명할까? 회색의 고색창연한 건물들이 질서 있게 서 있고 예술작품 그대로의 아름다운 다리들이 옛이야기를 말해 주는 강을 따라 유람선을 타고 있노라면 정말 파리를 느끼게 마련이다. 강변에 아무렇게나 앉아 있는 젊은이들이나 심지어 거지들까지도 불란서를 느끼게 해 준다.

며칠 전에 강변도로를 동부이촌동에서 광나루까지 달린 적이 있다. 한강개발의 대공사로 모래먼지가 뿌연 강변을 달리면서 희망을 가져 보았다. 아름다운 한강, 깨끗한 한강, 가지가지의 고기들이 뛰어노는 한강, 마음 맞는 친구와 경치를 즐길 수 있는 조용한 한강을 상상했다. 어제는 휴일이라 통행량도 많지 않은 동호대교를 달리면서 여름같이 더운 날씨에 열어놓은 차창으로 들어오는 냄새는 나를 다시 실망케 했다. 썩는 물 냄새가 여전한 것은 왠 일인지! 한강개발이 끝날 때까지는 오염을 유지해야 되는 것인지! 혹은 휴일이니 감독도 쉬고 걸릴 걱정 없다고 공장폐수들을 마구 흘려보내고 있는 것인지! 이미 폐수처리는 잘 되어 있는 것으로 알고 있던 내가 상식 부족인지!

그래도 나는 희망적인 한국민이고 서울시민이다. 아파트 숲을 바라보며 유람선을 타는 것도 특색 있어 좋을 것이고 건널 때 마다 이렇게 밖에 만들 수가 없었나 하고 아쉬워하는 2층 다리의 언덕 부분도 막상 배가 통과할 때 열리고 보면 아름다울 수도 있을 것이라는 생각을 한다.

서울을 바꾸어 놓겠다고, 한강을 바꾸어 놓겠다고만 생각하지 말았으면 좋겠다. 한강의 기적이란 외형에서 오는 것은 아니다. 외형에 치우쳤던 우리는 지금 우리의 전통을 얼마나 아쉬워하고 있나를 각자가 알고 있다. 한강을 찾는 모든 시민이 자기 집 뜰을 사랑하듯 한강을 사랑할 수 있는 마음을 가지도록 할 수 있어야 한다.

(의학신문, 1986년 5월 26일)

20세기 마지막 가을에

내 평생에 가장 더웠던 여름, 폭우와 수해, 구시월의 짜증나는 비 등은 얼마 남지 않은 20세기의 마지막 몸부림이었던가? 새천년의 아침을 기대와 불안으로 기다리고 있는 지구인들 중의 한 사람인 나는 무엇인가 혼돈스럽기까지 하다. 극도로 발달한 정보화의 지식이 미흡한 탓일까? 여성이 주도할 것이라는 새천년에는 너무 늙어 새로운 의욕도 일어나지 않은 탓인가? 50년 의사생활에 크게 자부할 일이 없었던 탓인가? 70여년 생애에서 많은 착각을 거듭해 왔다는 것을 깨달은 탓일까?

일제 강점하에서 20년, 해방의 기쁨과 이념의 소용돌이 속에서 5년, 6·25의 민족상잔 비극의 후유증(지금도 남아 있지만) 속에서 10년, 군사혁명으로 이루어진 불도저식 경제개발 기치 아래서 정신없었던 20년, 군사정권 연장선상에서의 10년, 문민정부와 국민의 정부 깃발 아래서 7년을 지내면서 새천년을 맞게 되는 나는 속에 화만 누적되는 것 같다. 애써 정치나 행정, 사회적 문제를 외면하려고도 하지만 쉽지 않다. 70이 되고도 깨닫지 못한 인생역정 때문인지 두 손에서 놓으려고 해도 완전히 놓지 못해서인지 그런 내가 한심스럽기도 하다.

내 개인의 지난날은 가지가지의 변화도 많았지만 그런대로 후회 않으려고 노력하면서 살아왔다. 꽃 피는 봄이면 꽃잎에서 낭만을 씹고, 태양이 작열하는 여름에는 밤에 꿈을 즐기고, 단풍이 아름다운 가을에는 낙엽을 밟으면서 감상에 젖고, 하얀 눈이 덮인 겨울에는 반성의 날들을 가지며 나의 줄기를 이어 왔다. 제2차 세계대전이 끝나면서 일제 강점하에서 해방된 당시 의학도였던 나는 잠시 내 전공에 대해 동요되었었지만 그대로 계속했고 6 · 25 때는 내일이 불투명한 불안한 날들을 보내며 정신과 의사임을 다행으로 생각했었다. 1949년부터 2년 동안의 서울의대 정신과교실 생활과 1955년부터 1956년의 미국 유학시대를 제외하고는 1950년대 10년 동안은 임신, 출산, 육아로 정신없이 보냈고, 1960년대에 다시 정신과 의사로서, 이 길을 즐겼다고 할 수 있다.

내 인생 70년 동안의 사회변화는 너무도 많았다. 끊임없는 전쟁은 세계대전에서부터 6 · 25전쟁을 제쳐놓고도 20세기 후반 50년을 안정되지 못한 채 21세기를 맞게 됐다. 불안전한 경제발전이 급격히 찾아온 놀랄 만한 과학의 발달은 자연과 인간의 본성마저 위협받는 최첨단 과학화시대, 정보화시대를 가져왔고, 386세대라는 새로운 용어까지 등장하게 만들었다. 의학에서도 마찬가지로 과학적으로 증명하고 확인하기 위해 많은 생물학적, 물리화학적 검사가 발달했고 이에 상응하는 첨단기기들이 쏟아져 나옴으로써 경이로운 진료방법들이 새롭게 등장하여 의사와 환자를 즐겁게 하고 있는 것이 사실이다. 앞으로도 어떻게, 어디까지 발달 변천해 나아갈지는 모르지만 변화는 인간생활에서 끝없이 이루어질 것이다. 시진, 문진, 촉진, 청진, 타진 등을 하는 것은 마치 시간 낭비에 지나지 않는다는 분위기는 의사와 환자관계에서 자연스럽게 늘어나고 있다. 하기야 사이버 클리닉 개설은 이미 시작된 것이니 앞으로는 더 경이로운 과학적 산물들이 속출할 것이라는 상상을 하지 않을 수 없다.

인간이란 무엇이고 어떠한 존재이며 어떻게 변화해 나갈 것인가? 끝없는 변화를 진화라고 하고 발전이라고 해야 할 것인가? 혹은 조물주의 횡포라고 할 것인가? 인간의 모체인 자연에 도전해서 과연 그 품을 즐길 수 있을까? 4200년 전 단군의 홍익인간사상, 2600년 전의 공자의 인의사상, 2000년 전 예수 그리스도의 신학사상, 20세기 칼 야스퍼스(Karl Jaspers)의 실존사상 등이 인간의 삶을 어떻게 바꾸어 왔는지 내가 정확하게 설명할 수는 없으나 21세기를 앞에 둔 초 · 중 · 고생들에게는 석가모니나 예수보다도 빌게이츠가 더 위대해 보이고 동일시의 대상이 되고 있다. 그것은 빌게이츠의 철학도 아니고, 인격도 아니고, 그의 과학적인 두뇌와 상업주의적인 능력 때문이라고 본다.

복제인간이 지배를 하게 될지도 모르는 21세기를 앞둔 오늘날 홍익인간의 방법도 달라져야 되고 인의사상도 표현이 달라져야 되고 그리스도의 신학주의도 달라져야 되겠지만 그러나 자연의 본질은 달라지지 않을 것이라는 희망을 가져 본다. 인간의 본성이 근본적으로 달라지는 날이 온다면 그것은 지구의 멸망일 것이니 거기까지는 나는 생각할 수 없다.

불교의 구도정신이나 유교의 인의사상이나 기독교의 신학주의가 다 인간의 본성을 지키고 변화하기 위한 것이라고 말할 수 있는데 사실 나는 그 시대에 살았던 것이 아닐 뿐더러 실존사상마저 힘을 못 쓰는 20세기 후반 과학만능시대를 살아 왔는데 Y2K이니 새 밀레니엄이니 하며 외국어로 깃발을 올리고 모든 사람의 가슴을 설레게 하면서 동시에 불안과 두려움으로 떨게 하고 있는 20세기 마지막 날을 어떤 자세로 맞아야 될지 모르겠다. 복제인간이 판을 칠지도 모르는 21세기에는 나는 살아 있지도 않을 것이고 초기에 살아 있다 하더라도 노인성 치매에 걸려 있을 테니 다행이라는 생각이 든다. 복제인간시대의 의사의 역할은 어떤 것이 될까? 나는 상상도 되지 않는다.

지금 우리는 충분히 연구되지 않은 의약분업의 성급한 실시를 눈앞에 두고 불안해하고 있다. 첨단과학시대의 첫해에 당면한 제도의 실시에 의사들이 반대하고 있는 것은 그 목적과 제도적 당위성에 대해서가 아니라 과학적으로 충분히 연구되고 검토되어야 한다는 데 본질이 있는 것이다. 물론 그 운영이나 의사들의 이권 문제가 아니다. 국민의료의 효율적인 실시를 위해서이다. 의사가 본분을 수행하기가 지금보다 더 어려울 뿐 아니라 환자의 당연한 권리마저 혼란스럽게 될 뿐인데 우리나라 문화적 전통과 배경을 전혀 고려하지 않은 것으로 보이는 이 제도의 실시가 과연 어떤 혼란을 초래할지 걱정된다.

의료전달체계를 실시하고 있는지도 10년이 되었지만 현실이 어떤지 고소가 나올 뿐이다. 허공에 손 젓는 것 같은 허탈감마저 느낀다. 효율적인 운영이 되지 않는 제도는 헛소리에 지나지 않고 혼란만 증가시킬 뿐인데 왜 이런 모순을 거듭하고만 있어야 하는지 안타깝다. 하기야 온갖 모순에 익숙해 있는 우리 국민의 타성은 큰 불편 없이 끼워 맞추어 가며 생활하고 있지만 언제까지 이렇게 계속될 것인지…….

물론 이런 모순된 현실들이 행정당국의 책임만은 아니다. 우리 의사들의 이기적이고 근시안적인 적당주의와 환자들의 무지와 이기심도 한몫하고 있다. 지상에서의 토론이나 시위의 목소리도 한국에서는 영향력이 거의 없다. 미숙한 정치와 혼돈스러운 사회에 익숙해 있는 우리 대부분의 국민은 가치관이 확립되지 않아 세상사를 그저 감으로 느끼고 기분으로 실행하고 있다고도 말할 수 있다. 나라가 독립하고 반세기를 혼돈 속에서 살아온 우리는 그 혼란 속을 헤쳐나와 바른 질서와 안정을 찾고 인간적 발전을 향해 21세기의 보다 진보되고 안정될 사회에 대해 준비하는 마음을 가지기보다는 혼란에 익숙해 있고 불의에 무디어져 극단의 이기주의와 탈인간성으로 빠져가는 자신들을 깨닫지 못하고 있다.

인간의 본성이란 과연 어떤 것인가? 자연의 본질은 어떤 것이고, 인간은 과연 자연의 일부분으로 어떻게 존속될 것인가? 21세기의 인간생활은 어떻게 바뀔 것인가?

(한국의약평론가 문집-새천년에 산다, 2000년 3월 25일)

나는 시대감각이 없는 걸까

나는 시대감각이 없는 건가 자문하여 보지만 확실한 답을 낼 수가 없다. 첨단기계와 첨단사고에 무지한 탓일 수도 있겠지만 사람 서로 간의 커뮤니케이션(Communication)에 있어서도 나는 너무도 익숙하지 못하고 융통성 없는 보수주의자인가 하는 자책도 할 때가 있기는 하다.

나는 얼마 전에 밖에서 휴대전화를 받았다. 거의 서로 왕래가 없는 11년 후배였다. 왕래는 없어도 서로 아는 사이고 공식석상에서 같이 일을 보기는 했다. "선생님, 이번에 제가 OO수상을 신청하려고 하는데 추천장 좀 써 주세요." 하는 내용이었는데 난청이 있어 보청기를 착용하고 있는 나는 상세한 내용을 물을 수도 없고 자신도 없어 "지금 밖에 있어서 집에 가서 얘기하자."고 하고 끊었다. 2, 30분 후에 또 휴대전화가 와서 같은 내용인 것 같은데 나는 때마침 교보문고에 책을 사려고 내려갔다가 책을 사들고 엘리베이터로 올라오는 길이었기에 보청기는 착용했지만 귀 밝은 젊은이처럼 잘 들리지 않자 "지금 노상"이라고 얘기했다. 상대방은 화가 났는지 "후배를 위해 그 정도는 해 주실 수 있지 않아요?" 하며 좀 설교조였다. 내가 물론 써 줄 수 있다. 써 주어야 한다고도 생각한다. 그러나 내 보수적(?)인 머리로서는 그다지 유쾌하지는 않았다. 11년 후배인데다 부탁(명령)은 추천서이고 평소에 가까운 사이도 아닌데 "후배를 위해 그 정도는 해 주실 수 있지 않아요? (내가 난청으로 잘못 듣지 않았다면)" 한다는 것은 좀 무례가 아닐까? 급한 것도 아니니 내가 집에 들어간 후에 걸어도 지장이 없을 텐데……. 휴대전화 아닌 나의 집 전화나 직장 전화로……. 나는 이해하기도 어려웠고 또 다소 불쾌하기도 했다.

나는 다소 보수적인 편이고 원칙주의자라는 평도 받고 있기는 하다. 그래도 나는 동방예의지국(東方禮儀之國)으로서의 우리나라 장점을 중요시하는 편이다. 응급한 부탁 아니면 노상에서 휴대전화로 해야 될 이유를 나는 납득을 잘 못하겠고 '후배를 위해서 그 정도는 해 주실 수 있지 않아요?' 하는 책망을 받으면서도 내가 무엇을 책망받는지 납득이 가지 않는다. 내가 못 써 주겠다고 하지도 않았고 단지 밖이고 잘 들리지 않아서 즉답을 하지 못한 것뿐인데……. 집에 돌아온 후에 그에게서 전화가 오지 않았으니 그가 화가 나서 다른 사람의 추천을 받았나보다 하고 마음이 놓였다. 그런 얘기는 응급이 아니니 집이나 사무실로 전화를 할 수 있을 것이고 추천서를 받으려면 어차피 서로 만나야 될 것 같은데 '후배를 위해서 그 정도는 해 주실 수 있지 않아요?' 하면서 나무라야 되는 것인지! 그날 내가 집에 돌아온 후에도 다음날에도 다시 전화가 오지 않았으니 그는 화가 나서 다른 사람의 추천서를 받은 것으로 생각된다. 하기야 이 시대에는 이메일(e-mail)로 팩스(Fax)로도 받을 수 있고 보낼 수도 있지만……. 꼭 만나야 될 이유는 없겠지만 내가 노상이라고 "나중에 얘기 합시다." 하는 정도는 알아들어 주었어야 되지 않을까 생각된다.

지팡이를 짚지는 않지만 순발력이 떨어져 있는데다 성격은 급한 나는 80을 넘기면서 두 번의 골절을 당했다. 4년 전에는 오른손에 복합골절을 당해 반년은 cast를 했었고, 작년 7월 1일에는 장 내시경을 한다고 설사한 뒤에 넘어져 치골을 분질러 밤중에 응급실 신세도 지고, 지금도 아직 의사의 지시에 따라 운동을 하고 있다.

내가 의사지만 정말 우리나라 의료체계는 그 수준이 어느 정도인지 모르겠다. 응급실 운영체계가 이대로 최선인지? 브랜드 파워 10년 연속 전국 1위라고 써 붙여 놓은 병원의 응급실에서 하루를 새고 다음날 다른 병원에 입원했다. 나와 같은 전공과의 과장이 우선 자기 과의 3인 병실에 있다가 내일이라도 1인용 병실이 나면 옮기시면 어떠냐고 하는데 그렇게는 나는 할 수 없었다. 머리도 꿰매고 치골도 아프고 하여 신음소리가 저절로 나오는 상황에서 그 방 환자들을 방해하는 특권(?)을 누리기에는 정신과 의사 60년의 내 양심이 허락지 않아 사양하고 우리 집에서 1시간 넘게 걸리는 강남의 A 병원으로 갔다. 물론 병실이 없다는 사실을 의심하는 것은 아니다. 응급실에 환자가 넘쳐 신속한 처치가 힘들다는 것도 안다. 그러나 적절한 처치와 간단하더라도 납득할 수 있는 설명은 해야 되지 않을까 하는 마음에 화가 좀 났다.

나는 행정은 잘 모른다. 하지만 분명히 개선되어야 되겠다는 생각과 관료주의적인 타성은 변해야 될 것 같다는 생각은 절실했다. 나는 시대감각이 없는 것일까? '노상이면 어떻고 휴대전화면 어떠냐?', '응급실 복도면 어떻고 설명을 못 들으면 어떠냐?' 한다면 더 할 말이 없지만 무엇인가 좀 더 나은 질서와 예의가 있어야 되지 않을까 하는 생각을 버릴 수가 없다.

〈인생의 사계절, 한국의약평론가회 문집, 제3권, 2011년, 도서출판 후인〉

경인년 첫눈이 내린 아침

경인년(庚寅年) 정월 초나흘 아침, 거실의 커튼을 여는 순간 나는 놀랐다. 정원을 하얗게 덮어 버린 눈은 너무도 장엄하고 호랑이해의 첫눈은 무섭고도 푸근하구나 하는 느낌이 들었다. 마당의 잔디는 물론 소나무고 향나무고 간에 완전히 하얗고 딴 세상에 온 것 같은 놀라움과 환희와 두려움을 동시에 느꼈다. 어느새 나는 몽상에 빠져들었다. 아! 호랑이해(庚寅年) 초나흘 날 아침, 지난날의 호랑이해들이 회상된다. 오늘이 내가 세상에 나서 여덟 번째의 호랑이해다.

지난 호랑이해들에 나는 여러 가지 일을 겪어 왔다. 태어나서 다음해는 한 살이었으니 아무 기억이 없고 초등학교 6학년이던 1938년(戊寅年) 여름방학은 지금도 회상하면 눈물이 나는 만주행 뱃길. 항일운동으로 고등학교 3학년 때부터 일제의 감시를 피하며 항일지하운동을 하고 다니시던 아버지가 소식이 끊긴 2년 만에 밀서를 보내왔다. 8월 O일 O시 부산항 부두에서 배를 타고 청진으로 오라는 전갈을 받았다. 어머니와 언니 그리고 나는 정든 학교 친구들과 테이프를 마주 잡고 한없이 흐르는 눈물 속에서 부산항을 떠나 넓고 무서운 바다 위에 떴다. 만주로 가기 위해 망망대해에서 공포의 3일간 배 생활은 나의 가장 아픈 기억의 하나다.

서울의대 정신과 조교로 있으면서 결혼한 해도 경인년(庚寅年), 호랑이해. 내 평생뿐 아니라 우리나라 역사의 큰 불행인 6·25전쟁도 이 해 여름. 경상도 시댁으로 피난 가서 아들 재원이를 낳은 것도 이 해 초겨울이었다.

1962년 남편이 경북의대 교수로 있을 때 국가기관을 비평했다는 이유로 「특정범죄」 제3조 3항에 걸려 옥살이를 한 것도 임인년(壬寅年) 호랑이해였다. 그는 자기주장이 강하고 공부에 철저하고 국내외 학회에서 거침없이 비판을 하는 사람이라 나는 힘들다는 생각도 꽤하며 살아왔다.

호랑이해가 나에게 힘들고 억울한 일만 가져다 준 것은 아니다. 1950년 경인년(庚寅年)에는 그 누구와도 바꿀 수 없는 장남 재원의 출생이 있었고, 1974년 갑인년(甲寅年)에는 내가 한국여자의사회장을 맡게 되었다. 지금도 나의 여자의사회장 시대를 돌이켜 보면 흐뭇한 느낌이 든다. 『한국여자의사회지』 발행 다음해(1975년) 개최한 전국여자의사대회를 위해서 너무도 바쁜 한 해를 보냈다. 그 주제는 인구(人口) 및 가족계획(家族計劃)이었고, 서울 시내 한복판에 현수막을 내걸고 워커힐 호텔에서 성공적인 대회를 치렀다.

그날로부터 30년이 지난 2000년대에는 아이를 낳으라고 국가에서 보조금을 주고 출산휴가, 육아휴직을 주어 가며 산아(産兒)를 권장하고 있으나 큰 성과가 없는 것 같다. 80년 내 생애에서

1945년 전에는 '낳아라 늘려라' 하던 제2차 세계대전 중 일제의 정책, 1960년에는 미국의 아시아 경제부흥정책의 일환으로 가족계획사업 산아제한, 2000년대에 와서는 국력의 쇠퇴를 막기 위한 산아권장정책 등의 속도 빠른 세계 정세에 나는 가치관을 확립하기 어렵다.

1986년 호랑이해[병인년(丙寅年)]에는 『한국여자의사 90년』을 간행했다. 처음에는 간단한 한국여자의사회의 발자취를(창립 30주년을 맞아) 기록하자는 취지로 나에게 맡겨졌지만 일을 시작하다보니 이 기회에 우리나라 여자 의사의 처음부터의 발자취를 찾아 기록해야 되겠다는 생각이 들었다. 만 5개월을 조선시대, 일제 강점기, 해방 후 그날까지의 의학사(醫學士), 여성사(女性史)에 관한 책들과 신문들을 찾아다녔고 여자의사회 창립 이전의 주로 일본에서 여의전을 졸업한 여의사들을 찾아다니며 『한국여자의사 90년』을 썼다. 표지 '韓國女子醫師 90年'이란 제자가 내 글씨라 더욱 애착이 가는데 뒷면 명단의 나의 졸업년도가 틀려 있는 것을 보고 고소를 면치 못했다. 1949년 졸업인데 1951년으로 오기되어 있으니.

무엇보다도 그 해에는 더 중요한 일이 있었다. 우리나라 여자 정신과 의사들이 정식으로 연구학회 '한국여자정신의학회(Society of Korean Women Psychiatry)'를 창립했고 학술모임, 친목모임을 오늘날까지 계속하고 있고, 학술잡지도 내고 있다. 대한신경정신의학회의 연구학회로 학술과 친목을 병행하고 있다. 창립회장인 나는 후배들을 위해서 무엇을 할 수 있을까만 생각해 오다가 창립을 하게 됐다.

무인년(戊寅年) 1998년은 기억도 희미한데 1995년, 1996년 두 번에 걸쳐 가족이 큰 수술을 받은 후라 다른 생각 없이 지냈나 보다. 오늘 아침 2010년 호랑이해(庚寅年)! 이 맑고 냉랭한 아침, 백색의 공간에 내 지난날의 호랑이해를 연상해 보고 있다. 이제 정말 늙었구나! 과거를 회상하면서 떠오르는 기억들을 더듬거리고 있구나! 새해의 계획은 세우지도 말자. 심신의 노화(老化)를 받아들이는데 의연해야지! 저 멀리 내려다보이는 눈부시게 하얀 세상에 내 욕심을 투사(投射)하지 말아야지. 모든 것을 조용히 받아들이도록 노력해야지. 지난날에 아쉬움은 있더라도 후회함은 없어야지.

〈인생의 사계절, 한국의약평론가회 문집, 제3권, 2011년, 도서출판 후인〉

오월이 되면

5월이 되면 나는 슬퍼하는 버릇이 있는 것 같다. 앞뜰에 모란도 겁나도록 화려하게 피었고, 줄철쭉은 헤아릴 수도 없이 많은 꽃의 무게를 못 이겨 옆에 놓인 큰 돌 방석에 아예 드러누워 버렸다. 작약도 한 열흘 후에는 가세를 할 태세다. 어제 많지 않은 비가 내렸다. 해마다 이때면 봄비가 와서 나를 안타깝게 하는데 다행히 오늘까지는 적은 비가 내려 줄철쭉의 분홍색이 조금 엷어진 정도로 흉하지는 않다. 줄철쭉은 질 때 낙화(洛花)를 하는 것이 아니라 끝내 가지에 매달린 채로 시들어 한창 때의 아름다움을 잊게 하는 추함이 있지만, 하기야 사람도 쭈글쭈글 늙으면서 끝내 안간힘을 쓰고 있지 않나? 나도 그러고 있는 것이겠지!

나보기가 역겨워 가실 때는
말없이 고이 보내 드리우리다.
영변의 약산 진달래꽃
아름 따다 가실 길에 뿌리우리다 (김소월)

촛불을 꺼야 하리 꽃이 지는데
꽃 지는 그림자 뜰에 어리어
하얀 미닫이가 우련 붉어라
묻혀서 사는 이의 고운 마음을
아는 이 있을까 저어하노니
꽃이 지는 아침은 울고 싶어라 (조지훈)

시인들의 그 아쉬운 마음이나 지금의 나의 아쉬운 마음이나 다를 바가 없을 것이다. 5월은 신록의 계절, 희망의 계절이라 하겠지만 왠지 나는 5월이면 항상 슬픈 감정에 쉽게 빠진다.

과히 넓지도 않은 백여 평되는 앞뜰이지만 이 나이에도 아직 미성숙하고 유아적인 나를 감상에 빠지게 하는 데는 거의 때맞춰 내리는 봄비의 탓이기도 하다.

10월의 한낮! 투명하도록 눈부신 가을 햇살에 길에 드리운 소나무의 그늘이 나를 적막케 만들지만 5월의 봄비는 나를 안타깝게 한다. 도정신치료(道情神治療)를 공부해 오고 있다는 내가 5월의 봄비, 10월의 단풍에 유아적인 감상에 빠진다는 것은 좀 부끄러운 일일까? 미숙한 탓일까? 5년 전 북구라파 크루즈 끝에 들린 모스크바 공항을 내리며 나는 나도 모르게 '어마나!' 하고 소리를 질렀다. 한없이 깊은 청색 하늘에 저 멀리 떠있는 백색 구름의 희고 빛나다 못해 웅장하기까지 했던 위용에 압도당했다. 크렘린광장의 버스에서 내리기를 거부하고 혼자 버스에 앉아 있고 말았다.

지금은 대표적인 쇼핑거리로 변해 있다고 하는 그 광장은 1992년도 내가 국제학회 끝에 모스크바에 처음 갔을 때는 크렘린궁에 두 개의 깃발이 달려 있었다. 한쪽 끝에는 고르바초프의 깃발, 다른 쪽 끝에는 옐친 깃발이 나부끼고 있고 레닌의 동상이 거꾸로 팽개쳐져 있었는데……. 세상의 흥망성쇠라는 것은 지나고 보면 연극 무대의 한 장면과 다를 바가 없다는 생각이 든다. 그런데도 나는 저 아름다운 꽃들을 짓누르는 봄비가 야속하고 안타깝다. 내 인생도 저런 것일까? 피다 말고 세파에 못 이겨 안간힘을 쓰다 이승을 떠나는 것인가?

80을 넘기면서부터는 내 지난날을 회상하는 시간이 많아졌다. 아쉽기도 하고 야속하기도 한 86년 세월을 다시 돌릴 수는 없으니 얼마나 남았을지 모르는 앞날에는 더 조용한 마음으로 모든 것을 받아들이는 마음으로 아쉬움 없이 가야 되는데……. Es ist gut(It is good) 하고 죽지는 못하더라도 마음에 억울한 찌꺼기가 남지는 않아야 할 텐데…….

봄의 낙화(洛花)를 아쉬워함도, 가을의 낙엽(落葉)을 쓸쓸해함도 마음에서 하찮은 욕심을 털어버리지 못하는 어리석음과 하찮은 바람에서 해방되지 못한 사랑과 미움, 욕심과 미련 등이 해결되지 못한 탓이라고 일소에 붙일 수도 있겠지만.

놔라! 내려놓아라! 옛 고승(高僧)은 말했다. 놓는다는 것은 얼마나 어려운 일이냐? 내 마음의 투사(投射) 없이 자연을 있는 그대로 받아들인다는 것은 정말 가능할까? 지난해에 입적한 대표적인 고승 법정(法頂)은 그가 입적할 때 이 세상을 떠나고 나면 그가 쓴 무슨 책은 어째라 저째라 등 유언을 남겼다고 하는데, 이를 비판하는 사람들도 있다. 다 놓지를 못 했다고 비판하는 사람의 말도 틀리지는 않는 말이라고 본다. 진리(眞理)는 절대적인 것은 아니지! 우리가 아무리 공부하고 연구해도 깨닫지 못하는 것이 진리라는 생각이 든다. 있는 그대로, 보이는 그대로, 들리는 그대로, 느끼는 그대로가 진리인데 이 '들리는' '보이는' '느끼는' 감각까지도 우리는 자기의 느낌과 생각으로 투사하고 있지 않나?

알 수 없는 것이 나구나! 그저 꽃을 즐기고 낙화를 아쉬워하면 그만이지…….

〈인생의 사계절, 한국의약평론가회 문집, 제3권, 2011년, 도서출판 후인〉

自然의 포로가 된 딸과 손녀와 나는……

왜 구름이 날 따라 오냐?

내가 좋아서 따라오지.

나는 구름을 따라가고 싶다.

폭신폭신한 구름의 등에 업혀

저 높고 파란 하늘에 둥실둥실 날아보고 싶다

단풍을 보기에는 조금 이른 편이었으나 10월 초의 연휴를 놓칠세라 딸과 손녀를 데리고 설악산행에 나섰다.

더러는 울긋불긋 물들기 시작한 한계령을 넘어 오색을 지나 굽이굽이 달리는 차 속에서 다섯 시간이나 참은 손녀는 다소 지루한 모양이다.

고모 무릎을 베고 누워 있던 손녀는 '왜 구름이 날 따라 오냐?' 고 그럴듯한 한마디를 던지며 차창 밖의 하늘을 쳐다보고 있다. 정말 깊고 푸른 하늘에 떠 있는 하얀 뭉게구름은 너무나도 아름다웠다.

그 애의 맑고 티 없는 한마디에 나는 다음 구절을 이어 주고 싶었다. 동시를 멋지게 읊었으면 좋겠지만 자신도 없고 떠오르는 구절을 소리로 내기에는 딸에게 흉잡힐 것 같아 혼자 마음속으로 이어본 구절이다.

10월이면 가을도 한창.

어느 나라에서도 보기 드문 맑고 높은 하늘과 오색이 찬란한 산을 가진 우리나라의 10월은 진정 이 땅의 축제의 달이기도 하다.

소나기에 다소 축축해진 숲 속에서 비룡폭포에 올라간 딸과 손녀를 기다린다.

숲에 어우러진 계곡은 적당한 양의 물과 바위로 언제 봐도 새롭고 마음 설렌다. 피부가 찬 공기에 파랗게 변하고 바위에 앉은 엉덩이가 찬 기운에 저리기도 했으나 나는 소녀처럼 몽상에 빠져 있었다.

맑고 투명한 물과 적당히 부서지는 물살은 흘러가는 것이 아깝다는 생각이 들 정도였다. 부모를 따라오며 재잘거리는 어린이들의 행렬이 계속 이어졌다.

그들은 아주 즐거운 것 같았다. 환성을 지르고 물에 손을 씻고 사진을 찍고, 어린이들은 돌을 들어 계곡의 물에 던지기 시작한다. 아름다운 동그라미가 그려진다. 아름답고 재미있다. 다시 한 번 다시 한 번.

이곳을 지나치는 수많은 어른과 어린이들이 한결같이 물속으로 돌을 던지는 것으로 보아 앞으로 세월이 흘러가면 언젠가는 개울바닥이 높아질지도 모른다는 허튼 상상에 빠졌다.

그러나 그런 별것 아닌 변화도 거대한 자연에 비하면 아주 보잘

것없을 것이니 자연은 얼마나 깊고 넓은가. 또 자연은 그런 변화가 오기도 전에 한두 차례 비바람으로 인간이 저지른 흔적을 씻어갈 것이니 자연에 비하면 인간은 얼마나 왜소한가.

맑은 계곡 물을 내려다보며 흘러가는 물처럼 끝없는 생각에 잠겼다가 문득 깨어보니 딸과 손녀가 돌아와 가까운 곳에서 물속으로 돌을 던지고 있다.

〈건강과 행복을 염려하는 사람들,

한국의약사평론가회 문집, 제2권, 2009년, 도서출판 운향〉

텅 빈 가슴에 성큼 다가선 가을

K에게

무심히 바라보는 뜰에서 어느새 푸른색이 조금은 엷어진 잔디를 느낍니다. 거실 앞의 모과나무에도 제법 작은 주먹만 한 모과가 몇 개 보이는 것을 보니 여름은 정말 갔나 봅니다. 잠자리도 곱게 날아다니는군요!

그다지 덥지도 않은 여름이기도 했지만 막내의 갑작스러운 미국행으로 8월은 날짜를 헤아릴 겨를도 없이 벌써 9월의 문턱에 와 버렸습니다. 5남매(男妹)란 결코 적은 자식들은 아니건만 지금은 이 나라에서 한 명도 가을을 나와 함께 지낼 수가 없게 되어서인지 텅 빈 가슴에 가을이 더욱 성큼 다가섭니다.

공부하느라 고생길을 택한 애들이니 혜택받은 젊은이들이라고 생각도 하지만 낯설고 물 설은 땅에서 고생도 많을 것이라 생각되면서도 이미 여러 해 동안 버릇이 되어 버린 찡하는 가슴을 달래야 합니다.

7월(七月, 음력) 장마는 꾸어다가도 한다는 속담대로 늦장마로 오가던 비도 이제는 끝났나 봅니다. 오랜만에 개인 높은 하늘에 둥실둥실 떠 있는 구름을 보고 아홉 살짜리 손녀는 "할머니, 저 구름 좀 보세요. 뭉게구름이죠! 아, 예쁘다." 하며 좋아합니다.

달리는 차창 밖으로 보이는 그 구름은 오후의 지는 햇살을 받아 참으로 아름다웠지만 그 길이 즐거운 놀이에서 돌아오는 길이 아니고 그 어린 것의 아빠 산소에 떠나는 막내고모가 작별인사하고 돌아오는 길이었으니 내 마음은 그 아픔 비할 데가 없습니다.

며칠 전까지도 한창이던 푸른색들이 이제 한걸음 뒤로 물러서고 얼마 안 가서 낙엽을 연상케 하지만 모든 욕심과 활동을 덮어두고 앙상한 가지만 유지하도록 뿌리가 버티고 있으면 눈 오는 겨울을 지나 다시 오는 봄날에 새로운 생기를 회복하여 다시 푸른 잎을 피우지 않습니까? 사람은 어떻게 되는 것인지 모르겠습니다. 다시 살아날 뿌리를 가지고 있는 것인지…….

내 이렇게 감정에만 빠져들어서는 안 되겠습니다. 쉽게 상처 입는 내 마음을 정리하려고 합니다. 사랑도 바람도 미움도 접어두고 입산이라도 하였으면 싶을 때가 있지만 그런 마음은 내가 나의 환자들한테 치료적으로 상용하고 있는 현실도피와 다를 바가 없지 않겠습니까? 모과가 누렇게 익을 것을 희망으로 돌려 봅니다.

낙엽이 지는 가을, 황혼 같은 쓸쓸한 가을을 연상하는 대신 황금빛 물결이 출렁이는 들판, 정열적인 빨간 열매가 주렁주렁 달린 과수원을 연상하렵니다. 소위 말해서 성숙의 계절, 결실의 계절, 수확의 계절이니 풍만한 생산적인 각도로 마음을 돌려야 하지 않겠습니까?

그간 밀렸던 일들을 서둘러 볼까 합니다. 우선 그제 떠난 막내에게 남은 짐들을 선편으로 보내고 나면 밀린 의료보험청구를 해야겠습니다. 게으른 탓에 매달 청구하지 않고 심지어는 1년에 한 번 청구하는 나쁜 버릇 때문에 의료보험조합으로부터 질책도 몇 번 받았답니다. 무엇보다도 이 가을에는 재원이를 기념할 계획된 작은 일을 매듭지으려고 합니다. 나를 바쁘게 몰고 다녀야 쓸데없는 생각을 않을 것입니다.

크게 결실과 수확은 없다 하더라도 눈이 펑펑 쏟아지는 섣달 그믐날 밤에 한해를 돌이키면서, 심지어는 후회는 않도록 날을 보내야 하겠다고 생각합니다.

너무도 내 푸념만 횡설수설한 것 같습니다. 아직도 늘어놓을 말은 남았으나 제한된 원고라 아쉽게 끝냅니다.

당신의 변치 않는 우정에 힘입어 남은 날들도 노력을 게을리 하지 않겠습니다.

〈종근당 사보, 1986년 9월〉

女醫師의 辯

P씨에게

辯(변)이라면 대개의 경우 부정적인 면을 변명하는 느낌이 드는데, 구태여 '女醫師의 辯'을 써 달라니 마치 여의사란 굉장한 애로사항만 지니고 있는 것 같구려. 하기야 가장(家長)이란 명예직 외에는 의사직만 가지고 있는 남자분들에 비추어 명예직도 없으면서 몇 가지 직분(職分)을 가정에서 가지고 있는 여의사들에 동정을 하여 위와 같은 제목을 주신 것으로 짐작은 갑니다. 그러나 다음부터는 이런 제목을 나 아닌 다른 여성에게 내밀지 않으심이 좋을 것입니다.

나는 최근 평소에 존경하는 모(某) 대학교수로부터 다음과 같은 글을 써 달라는 부탁을 받았습니다. 少思 少念 少愁 少慾 少怒 少惡 少樂 少喜 少笑 少事 少語 少好. 졸필이나마 써야 되겠기에 며칠은 벼르느라, 하루는 쓰느라, 며칠은 표구하느라, 그 十二少가 내 머리를 떠나지 않았는데 우주의 진리란 정말 합리적인 것인가 봅니다.

물론 당연한 말입니다만 내가 금년(1974년)에 한국여자의사회장이란 벼슬을 맡게 되어 갑작스런 중책에 어리둥절 바쁘게 뛰어다니고 있을 때 이런 글을 위해 먹을 갈 수 있었다는 것은 열 가지의 '여의사의 변' 보다 나에게는 필요한 교훈입니다.

P씨!

당신도 가끔은 다음과 같은 말을 들을 수도 있고, 또 하시기도 하지요? "여의사들은 콧대도 높고 여성적인 매력이 적어 주부로서는 1등이 되지 못한다." 고. 천만의 말씀입니다. 부정적인 면만 보시면 그렇게 보이겠지만…….

그렇다면 우리 '女' 자가 붙지 않은 의사분들을 봅시다. 그들은 정말 씩씩하고 관용하고 남성적인 매력이 넘쳐흘러 가장으로서 1등만 되고 있는가? 그렇지 못한 경우도 더러는 있지 않습니까?

며칠 전 나는 여러 남자 의사들 틈에 끼어 통도사(通度寺)에 갔었습니다. 그곳 유명하신 道僧(鏡峯스님)과 담소 중 어느 분이(의사는 아니지만) 부인이 그를 이해 못하고 바가지만 긁는다고 호소를 길게 늘어놓으니 그 노승은 한마디로 "여자는 예부터 小人이라 하지 않았소! 소인은 소인으로서 잘 다루어야 되지 않겠소! 건강하고 쾌활하고 멋지게 한번 살아 보시오." 하는데 나는 순간 '小人'이란 어휘에 걸려서 다소 집착(執着)이 되기는 하였으나 곧 다음과 같은 생각이 들었습니다. 정말 小人다운 小人, 건강하고 쾌활하고 멋지게 사는 女人이 될 수 있어야겠다고. 나는 정말 마음속에서 미소가 우러나왔습니다.

P씨! 당신은 아직 젊어 나보다 인생의 경험이 적으시지요! 아무리 훌륭한 사람도 연륜을 임의대로 늘릴 수도 줄일 수도 없는 일. 20代는 20代, 30代는 30代, 40代도 50代도 또 그이상도 마찬가지로 연륜에 상응하는 경험과 그에서 산출되는 인생관은 다를 것이 아니겠습니까?

또 생물학적 · 생리적 차이를 가진 남성과 여성에 있어서도 그 내 · 외적인 경험과 그에서 산출되는 인생관에 차이가 있음은 논할 바도 아닐 것 같습니다. 아니 나는 우주의 원칙, 인간의 본성에 있어서 차이가 있다고 말씀 드리는 것은 아닙니다.

P씨! 당신은 여의사들은 일인다역(一人多役)을 하니 참 힘들겠다고 생각하시는 모양인데……. 당신뿐 아니라 우리 여의사를 포함한 모든 사람이 그렇게 알고 있음에는 틀림이 없는 것 같습니다. 그러나 너무 염려 마십시오. 여의사들은 현명하기 때문에 생명을 창조하는 모체로서, 未熟을 成熟으로 이끄는 모성으로서, 남성과 반려하는 여성으로서, 가정을 요리하는 주부로서, 과학을 공부하는 과학도로서, 많은 사람의 건강을 담당하는 의사로서 높은 긍지와 성의를 가지고 힘을 다하고 있지 않습니까?

나의 선배 한분이 "여자가 여자로서의 단장을 하지 않을 바에야 우선 하느님께 여자로서의 사표를 내라."고 농담하는 것을 들은 기억이 있습니다. 어떻습니까? 참 명언이 아닙니까?

여의사란 세 글자 중에서 '女' 자를 우선 가려놓고 봅시다. '醫師'란 두 글자가 남지 않습니까? 엄연히 의사이기 때문에 의사로서의 본분을 다해야 됩니다. '에누리'를 붙일 수 없는 중대한 임무입니다.

세 글자 중에 '醫師'란 두 자를 가려놓고 봅시다. '女'란 글자만 남았지요. 이것 또한 엄연한 본분입니다. 천부의 임무와 권리이기 때문에 포기할 수는 전연 없는 것이니 당연히 그 본분을 다하고자 노력하고 있습니다.

혹시 어느 분들이 '女'란 종속을 뜻하는 것이라고 착각을 한다면 거기에 갈등이 생기게 되고, 또 어떤 분들이 의사란 안하무인(眼下無人)의 직이란 오류만 범하지 않는다면 여의사들은 큰 애로 없이 일인다역을 감당할 수 있는 능력이 있다고 겸손히(?) 자부할 수 있습니다.

세계적으로 여의사의 수가 늘어가고 있으며, 어느 나라의 경우 의사의 80%가 여성이고 그 나머지도 여의사로 대치해 나가는 중이라니 의사란 직업이 여성적인 일임에는 틀림이 없는 것 같습니다.

섬세하고 정감어린 부드러운 여성의 손길은 妙藥(묘약)에 앞서 심신의 상처를 어루만지고 공감할 수 있으니 이에 따르는 萬藥(만약)이 더욱 효능을 나타낼 것은 당연 아니겠습니까?

P씨! 쓰다 보니 넋두리 같이 되어 가는 것 같군요. 당신이 요청한 '女醫師의 辯'이란 제목이 有罪인가 봅니다. 少笑하십시오.

〈1974년 8월 29일〉

정신병 치료의 새 경향

제2차 세계대전 후 눈부신 발전을 가져온 정신의학이 세계 각국의 많은 관심을 끌고 우리나라에서도 정신위생에 대한 관심이 날로 높아가고 있음은 당연한 일이다. 신체의 병과 마찬가지로 정신의 병도 예방이 보다 중요한 과제이지만 우선 여기서는 치료에 있어 최근 어떠한 경향으로 흐르고 있는지 살펴보겠다.

과거의 정신과 치료의 역사적 과정을 간단히 돌아보면 옛날에도 정신환자가 없는 것은 아니지만 18세기 전까지는 환자(주로 정신병)로서 대우하지 않았고 소위 광인이라 하여 쇠사슬에 묶어 외양간이나 캄캄한 골방, 창고 같은 곳에 가둬 놓고 수년 혹은 그 이상 여러 사람의 구경거리로 삼고 하였다. 18세기 말엽, 즉 프랑스 혁명 당시 피넬이 정신병자를 철쇄로부터 해방시키고 나서 비로소 치료의 대상에 오르게 되었다.

그러나 이때는 수용해 놓고 음식을 주고 보호하는 정도에 지나지 않았다. 19세기에 이르러 자연과학의 발달과 더불어 정신환자에 대한 치료도 과학적인 단계에 올라서게 되었고, 20세기에 와서 지금도 사용되는 지속수면전격요법, 약물에 의한 충격요법 등이 1923년대에 출현함으로써 정신병 치료에 일대 서광을 가져오게 되었다. 이보다 수년 앞서 매독으로 인한 진행마비의 말라리아 열치료로 정신의로서 최초의 노벨의학상을 받았다. 이 획기적인 물리화학적 · 생화학적 치료와 동시에 그 유명한 프로이트의 정신분석치료가 광범위하지는 못했지만 실시되어 왔다.

이 정신분석도 제2차 세계대전 후 급속도의 보급과 발전을 가져왔으며, 미국에서 가장 성황, 구라파로 역수출되는 현상을 빚어냈다(분석학의 시초는 구라파에서 대두). 이와 마찬가지로 다른 정신과 치료도 종전 후 본격적인 활발성을 띠었으며, 그중에서도 놀랄만한 효과를 거둔 것은 정신안정제의 등장이다. 정신안정제의 출현으로 치료 형식의 변천도 가져오게 되었고, 이와 나란히 정신치료, 집단정신치료, 사회치료도 발전을 가져왔다. 정신안정제보다 앞서 전두엽 절제수술도 있어 흥분상태를 완화하는 데 시행되었으나 많이 사용되지는 않고 있다.

앞에서 말한 바 물리화학적 · 생물학적 치료 등 여러 가지가 있으나 정신장애라는 것이 기질적 정신병을 제외하고는 심인성으로 오며 많은 사회적 인자가 작용하고 있는 만큼 그 근본치료는 정신치료(심리적 수단으로), 사회치료(모든 사회적 방법을 사용)라 하겠다.

먼저 병원 내 치료의 새로운 흐름을 살펴보면 과거에는 수용소에서 발전해 온 정신병원이 입원환자를 취급, 장기간 입원치료를 하였으며, 경우에 따라 평생을 병원에서 보내는 수도 많았다. 주로 정신병의 예이지만 약물이 나오기 전까지는 치료도 입원하지 않으면 하기 어려운 방법이었고, 이 병원들은 도심지에서 떨어진 벽지에 세워졌고 감금병동이 대부분이었으며, 미국의 예를 보면 수천 명씩 수용하는 대형 정신병원이다.

대학병원 정신과는 그렇지 않은 예도 있다. 이러한 격리 · 감금으로부터 환자의 인격을 존중하는 개방병동정책이 제창되었고, 입원의 경우 조기 퇴원이 장려되어 가고 있는데 이 모든 새 동향은 정신환자의 현실 사회에서의 고립을 막자는 데 기인한다. 이런 견지에서 입원치료에도 새로운 경향이 나타나 기계적 약물치료에만 그칠 것이 아니라 정신치료도 하고 사회치료로서 오락, 예술, 작업, 사교 등을 시키고 있다. 광의의 정신치료는 의사뿐 아니라 간호사, 간호조무사, 사무원, 가족, 기타 환자 주위의 모든 사람의 활동이 포함될 수 있으나 심부정신치료(분석적 치료)는 훈련받는 전문가가 아니면 안 된다.

사회치료의 목표는 치료적 공동사회를 만들어 사회복귀를 위한 준비를 하는 데 있으며, 여기 '재활(rehabilitation)'의 문제가 중요시된다. 누구나 병적 부분을 가지는 동시에 건강한 부분을 가지고 있는 바, 정신환자도 마음에 병든 면과 건강한 면을 가지며 병적 면의 치료로 건강을 회복할 수도 있고 어떤 부분에 불구를 남길 때도 있으나 건강한 면을 활용시키고 자아를 강화시켜 개인의 능력과 재간을 사회복귀를 위해 적응시키도록 노력한다. 물론 모든 작업치료, 오락치료에는 훈련받은 요원이 지도해야 되지만 의사,

간호사, 간호조무사, 심리학자, 사회사업가, 작업치료 요원 이외에도 직접적 · 간접적으로 병원의 전 직원이 환자 치료에 기여하고 있다.

사회치료에 있어 지도자가 필요하나 환자를 너무 수동적인 입장에만 놓고 자발성을 무시해서는 안 되며 교통(커뮤니케이션)의 장해가 온 정신환자에게는 자발성 결여 내지 약화된 상태가 많으므로 자발성, 자치 능력을 길러 주어야 되며, 클럽활동도 권장해야 된다. 외국 어느 병원에서는 환자들에게 연극을 시키는데, 각본, 연출, 연기, 효과 등 모든 것을 환자에게 일임하고 병원 측은 고문 역할만 하여 보니 지도한 것보다 훌륭한 치료적 효과를 거두었다는 보고가 있다.

정신환자를 병원 외에 가족과 지역사회 속에서 치료하자는 최신 경향을 볼 수 있다. 선진국에서는 정신건강진료소 '멘탈 헬스 클리닉'의 증가로 지역사회 단위로 진료를 받을 수 있게 되었으며 주간병원과 야간병원이 이용되고 있는데 주간병원은 낮에만 병원에 와서 생활치료를 받고 밤에는 가족에게 돌아가며 야간병원은 낮에는 직장생활을 계속하면서 야간에만 병원에 와서 치료를 받는 것이다.

조기 퇴원에 평행해서 중요해진 것이 퇴원 후 치료(애프터 케어)이며, 조기 치료라 함은 속히 완치 퇴원한다는 것이 아니라 입원기간만 단축하고 치료는 퇴원 후에도 어느 기간 계속되는 것으로, 사회복귀의 좋은 방법으로 애프터 케어가 필요하다. 선진국에서는 퇴원 후 치료로서 요양소나 하프웨이 하우스[가정 비슷하게 작은 집들을 밀집시켜 가정 분위기를 가지며 한 커뮤니티(지역사회)를 만들어 사회복귀에의 준비를 한다]가 발달되어 가고 있다.

병원 외 치료의 또 한 가지 방법은 패밀리 케어(가정보호)가 있으며, 이것은 자가가 아니라 어떤 선정된 가정에 맡겨 의사의 지시와 감독하에 치료 생활을 한다. 가장 발달되어 있는 곳이 벨기에의 게일이란 곳이고, 그다음은 노르웨이이다.

〈동아일보, 1963년 2월 19일〉

부록

정신치료자라는 외길로 온 나의 발자취(이동식)

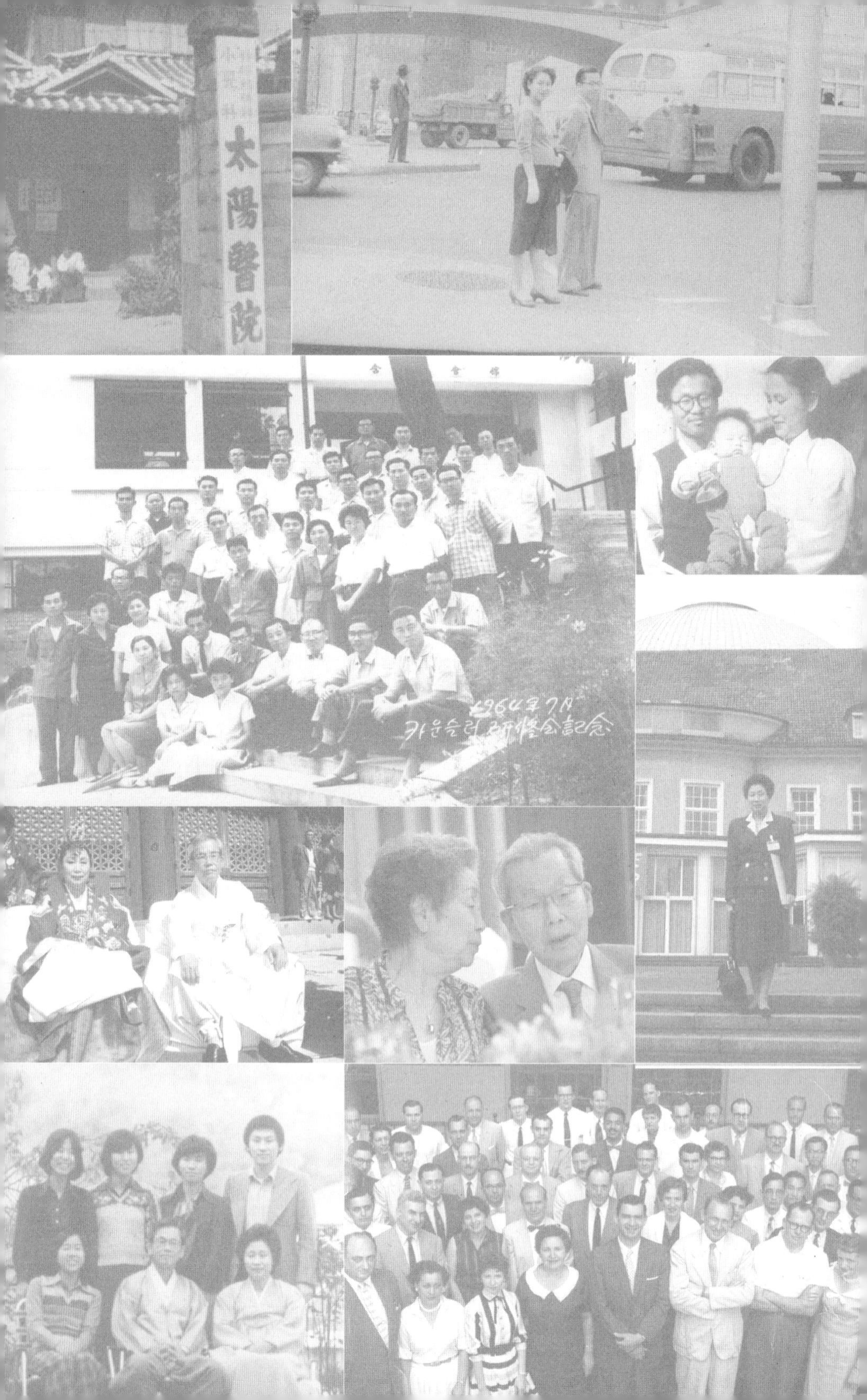
太陽醫院
1964年 7月
카운슬러 研修会記念

정신치료자라는 외길로 온 나의 발자취

이 동 식

나는 1921년 7월 26일에 경북 칠곡군 왜관읍의 소농의 장손(長孫)으로 태어났다. 형이 있었다고 하나 크기 전에 세상을 떠났다고 어머니로부터 들었다. 형은 호적에도 없다.

우리 집은 할아버지 윗대는 경남 동래에서 살았고, 친척들이 거기서 살았고 외가도 그 근처였다. 증조부는 제물포에서 무역에 종사했다고 들었다. 증조모는 체격이 건장하고 키가 커서 일본인 유지(有志)도 증조모를 무서워했다. 대가족이라 고모가 둘, 삼촌이 둘, 머슴들, 부엌일 도와주는 사람, 소 한두 마리가 있었다. 큰 고모는 일찍 시집갔고 큰 고모부도 평생 다정한 얼굴로 나를 대해 주었다.

이 글은 2006년 3월 25일 서울대학교 치과병원 대강당에서 열린 한국정신치료학회 2006년도 제1차 학술연찬회 '정신치료 활성화를 위한 연찬회–정신치료자로서 지나온 길–'에서 고(故) 소암 이동식 한국정신치료학회 명예회장께서 같은 제목으로 발표하신 강연의 원고입니다. 이동식 선생님께서 어린 시절부터 도정신치료를 이루기까지 걸어오신 길을 돌아보고 정리하신 글이라 김동순 선생님의 회고록과 함께 읽으면 독자들이 느끼고 배우는 점이 많을 것이라고 김동순 선생님에게 품신하고 승낙을 받아 부록으로 수록합니다.

어려서 기억은 증조모를 위시하여 조부모, 삼촌들, 고모들, 머슴들, 이웃들, 모든 사람이 나를 좋아했다. 어머니는 물론 나에게 헌신적이었고, 단지 아버지와의 접촉이 제일 적었다. 아버지는 할아버지가 독자라서인지 열네 살에 열여덟 살인 어머니와 결혼해서 열여섯 살에 나를 봐서 열적어서 그런지 아버지 노릇하는 것을 기피하는 경향이 있었다.

이 점에서 나의 첫 기억이 상징적이다. 사랑방에 아버지가 누워 있는데 아버지의 친구 몇이 나를 안아서 배위에 올려놓고 아버지가 안아 주게 하는데, 우리 아버지는 반갑게 안아 주지 못하고 열적어해 하던 모습이 지금도 생생하다. 좀 커서는 마당에서 아버지가 멀리서 사시(斜視)로 나를 쳐다보는 모습도 나의 뇌리에 박혀 있다. 이것도 아버지로서의 아들에 대한 애정을 제대로 표시 못하는 것을 알 수 있는 정경(情景)이다.

5세경 같은데, 나보다 두 살 아래인 여동생이 오빠라면서 나를 쳐다보는 눈에서 전달되는 전폭적인 사랑과 신뢰의 느낌은 평생 나의 뇌리에 깊이 새겨져 있다. 이 동생은 곧 병으로 세상을 떠나고 호적에도 없다. 이 느낌은 1952년경 대구 피난 중에 그때 세 살 정도인 아들과 집에서 600미터 거리에 같이 나갔다가, 이때는 음료수라는 것이 기껏해야 미군에서 나온 분유를 물에 탄 것인데, 이것을 마시라고 사 주었더니 저는 안 마시고 나에게 권하길래 도로 주어 마시게 했다. 그 마음이 여동생이 나를 쳐다보는 마음과 더불어 인간의 순수한, 타인에 대한 사랑과 배려로서 내 마음에 새겨져 있다.

초등학교 입학 전후여서 일곱 살경인데 25세쯤 되던 숙모가 울고불고하는 모습을 보고 '인생의 행 · 불행은 감정처리에 달려 있구나' 하는 것이 내 마음속에 깊이 새겨졌다. 학교는 해만 떠도 안 갈려고 하고 해가 뜨기 전에 가야 해서, 같은 반에 있는 친구의 아버지가 잡일을 하는 학교직원인데 겨울이면 나 때문에 미리 난로를 피워 주셨다. (초등학교) 3, 4, 5학년경에 친구와 셋이 있는데 뒷집 친구 어머니로부터 '동식이는 인생을 환히 안다, 중 같다.'는 말을 들었다. 집에서는 고모가 보는 일본말 연애소설이나 보고 학교공부는 하지 않았다.

6학년 가을 학기에 방과 후 저녁 9시까지 보수도 없이 담임인 정 선생님이 상급학교 지원자를 과외공부를 시켜 주어 사범학교, 상업학교, 농림학교, 고등보통학교에 입학을 시켜 주었다.

고등보통학교는 다른 친구들은 입학을 하지 못했다. 대구고보에 가서도 수업만 듣고 집에서 공부를 안 하고 숙제를 안 해서 이과(理科)는 42점이었다. 2년을 대구에서 마치고 청주고보로 전학할 때 성적표를 보니 평균이 62점이었다. 이 무렵에 인격자라는 사람을 보니 위선자라는 생각이 내 머릿속에 박혔다.

청주로 이사를 가서 청주고보로 전학을 하니 대구에서는 매주 한 번씩 쪽지 시험인데 여기는 매 학기 두 번씩 정기고사라 시험 칠 때에는 쉬는 시간에 꼴찌 하는 놈도 책을 보니 놀 상대가 없어 나도 교과서를 들여다 보았다. 그랬더니 첫 학기에 반에서 18등이 되고 3학년 영어 선생 중에 교수법이 탁월한 선생이 있어 모의시험을 쳐서 잘하면 출판사에서 보내 주는 부독본 견본(見本)을 상으로 주어 영어를 잘하게 되었다.

4학년에 와서는 작문과 상급학교 입시문제와 숙어를 공부시키는 부독본을 가르쳤는데, 고등교원의 자격을 가진 선생이라 다른 영어 선생들은 내 질문에 대답을 못하는데 철저하게 답을 해 주어 4학년 1학기 동안 3~4줄짜리 문장을 2~3시간 예습을 하고 2학기에 5학년과 같이 모의시험을 쳤는데 영어가 전교 1등으로 나와서 5학년 되고 졸업할 때까지 모의시험 수석을 했다고 메달을 상으로 받았다. 3학년의 기초 영어와 4학년 때 철저한 예습이 그 후의 모든 공부와 무엇을 하든지 철저하게 하는 틀이 잡혔다. 매사를 영어 공부하는 방식이 되어 있다.

내가 어려서부터 증조모를 위시해서 우리 집에서는 일본인이나 일본을 숭상하는 분위기가 없었다. 한국 사람들이 숭상하는 서양이다 중국이다 일본이다 하는 것이 실지로 내 눈에는 우리보다 수준이 낮은 야만인으로 비쳤다. 이것이 일생동안 다른 대부분의 동포들과 생각이 다른 점이었다. 왜 우리나라 사람들이 그런 생각을 하는가에 대한 해답은 정신치료를 해 보니, 정신분석에서 말하는 공격자와의 동일시, 민족신경증이라는 것을 알게 되었다. 대구고보 2학년 1학기 말에 유행성 뇌막염에 걸려서 두 달 동안 격리생활을 하고 죽음의 직전까지 간 것도 정신치료자가 되는데 좋은 영향을 주었다고 본다.

중 3~4학년은 나의 일생에서 가장 행복한 시기였다. 부모 형제와 오붓하게 마음 편하게 지낸 시기였다. 5학년인가 4학년 말인가 어머니가 시골 농장에 할아버지를 모시러 갔는데, 그때 청주에는 서모가 들어섰다. 보통학교 5학년이던 동생이 시골어머니를 찾아 갔다가 돌아왔는데, 서모 때문에 아버지에게 매를 맞게 되었다. 그때 나는 과식을 해서 그 후로 설사를 10년간 계속했다. 5학년 때에는 어머니와 갑자기 떨어지는 충격으로 공부도 집중에 지장이 있어 수학 성적이 쳐졌으나 영어와 일본말이 성적이 좋아서 모의시험 수석은 유지했다.

학비관계로 대구의전을 치라 해서 지원했더니 연령 미달이라 해서 나이를 한 살 올려서 마지막으로 겨우 지원했다. 입학성적은 수학점수 때문에 2번째로 입학했는데, 졸업 때 꼴찌에서 몇 번째로 전락했다.

재학 중에 세 번이나 퇴학을 할려고 했는데 3학년이 되어서 일제 강점하의 한국인으로 의사 변호사는 웬만한 대우를 받을 수 있는 직업이니 의사가 되면 보리밥은 보장되니 일단 의사가 되어서 내하고 싶은 일을 한다는 결심이 섰다. 뭘 하나 생각하니 정치가, 언론인, 교육자를 해야 하는데 내 적성에는 교육자가 적합하다고 생각하고 현재까지 이 길을 걸어오고 있다.

대구의전 재학 시에는 친구들과 사귀고, 독일어를 열심히 하고, 새로 나온 Kurt Kolle의 『精神醫學教科書』로 혼자 공부해 성적은 독일어와 정신의학만 최고 점수를 받았다. 이 시기에 일상생활에 있어서의 최면술, 즉 Kolle가 말한 소최면술(Kleine Hypnose)을 관찰했다. 감정을, 특히 적개심을 억압하고 싶은 유혹에 빠지지 않았다. 변명, 후회, 복수를 하지 않았다.

겨우 학교 졸업하고 일본에 가서 공부할 생각을 막연하게 했으나 기회가 없어 안과에 자리가 있어서 안과에 근무하면서 Bumke의 Handbuch der Geisteskrankheiten(Manual of Mental Disease) 여러 권이 되는 책 중에 정신분열병 편을 읽고 있는 것을 한 반 위의 아마노(天野)라는 친구가 지나가면서 보고, '당신 정신과에 관심이 있느냐'고 묻기에 '그렇다' 고 대답했다. 그랬더니 '정신과에 가 보았느냐'고 하기에 '안 가봤다'고 하니까 우선 성대(城大, 경성제대) 정신과를 구경이라도 하라고 했다.

내과에 가 있는 친구를 찾아가서 정신과에 갔더니 의국장이던 임문빈(재북)이 조교수를 만나 보라고 해서 조교수를 만나니 교수 와다나베(渡邊)를 만나라고 해서 만났다. 그랬더니 이름을 써 보라더니 연구비는 장담 못하지만은 생활은 보장한다고 해서 대구에 전보를 쳐서 안과를 사직하고 서울에 눌러 앉았다. 이것이 1942년 10월이었다. 나중에 보니 일본인 조수, 부수 3명이 한꺼번에 군에 소집이 되어 입대를 준비하고 있는 상황이었고, 교수, 조교수와 한국인 조수 임문빈과 들어와서 몇 달밖에 안되는 최재혁(북에서 작고), 이렇게 네 사람만 남게 되어 사람을 절실히 필요로 하는 때에 마침 내가 갔던 것이다.

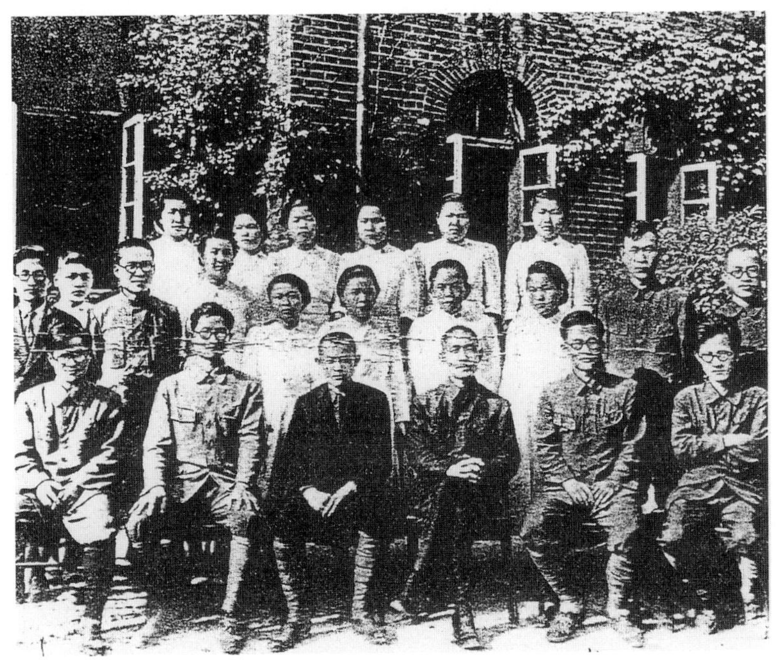

1943년 경성제대 신경정신과 의국 앞줄 오른쪽에서 두 번째가 이동식 선생님

나는 전문학교 출신이지만 독일어 영어가 대부분의 학부 출신보다 실력이 낫기 때문에 정신과에서 다른 과에 가도 대우를 받고 지낼 수 있었다. 학부 출신들도 독일어 실력이 모자란 사람은 일본책을 보지만 나나 임문빈이나 최재혁은 일본책을 별로 읽질 않고 원서나 서양학술지를 읽고 공부했다. 교수에게 Kolle의 교과서를 보여 주었더니 빌려 달라고 해서 빌려 주었는데, 학생 강의에 그 책을 가지고 강의를 하고 결국 받을 기회가 없어 현재 내 손에 없다.

당시에는 환자들을 관찰해서 증상을 기록하고 진단을 붙이고 전기경련요법, 인슐린쇼크, 지속수면요법, 진행마비에 열치료, 간

질에 루미날을, 흥분하면 Scopolamin, 유황유를 끓여서 엉덩이에 바늘이 골막에 닿게 주사를 하는 정도였다. 물론 작업, 오락치료도 얼마간 병행했다. 흥분이 심하면 격리를 시켜 가두기도 하고 손발을 묶기도 한 것 같다. 정신치료라면 암시, 설득 정도고 별다른 치료가 없었다. 신경정신과이기 때문에 신경질환도 가끔 진료에 종사했다.

입국한 지 1년쯤 되어서는 Kronfeld의 『Psychotherapie』라는 책을 읽고 두 사람의 여자 히스테리 환자에게 최면술을 걸어서 깊은 최면상태로 도입해서 Flexibilitas cerea(납굴증)를 일으켜 心身關係에 대한 깊은 통찰을 체험했다. 환자의 밖으로 나타나는 증상을 기술할 뿐만 아니라 증상의 배후에 있는 마음, 감정을 이해하려고 노력하고 Ludwig Binswanger의 「Innere Lebensgeschichte(내면생활사)」라는 논문을 보고 이거다 싶었지만은 감정의 이해까지는 미달이라는 느낌을 받았다.

Kraepelin을 비롯하여 여러 사람의 교과서가 많았지만은 나는 주로 Eugen Bleuler의 정신의학교과서를 애독했다. 이 사람들은 자기네들이 직접 환자를 관찰하고 이해하고 경험을 토대로 기술한 제1세대이기 때문에 후세대의 교과서와 달리 실감이 난다. 가장 내머리에 깊이 박혀 있는 것은 개별적인 증상에 끌리지 말고 항상 전체상을 보라는 것을 강조하고, 조울병과 분열병의 감별진단은 조울병은 환자와 나 사이에 유리가 없는데 분열병은 투명한 유리가 있다고 강조하는 점이다. 당시에는 신경증도 체질이나 유전을 강조하는 것이 주류였는데 나는 감정이 원인이라고 말하니 임문빈도 자기도 동감이라는 말을 주고받았다.

프로이트 전집을 펴 보면 개념들이고 실제가 잘 들어오지 않고 나중에는 道에 19세기 서양과학의 개념의 옷을 입혀 놓은 느낌을 받았다. 질병학, K. Jaspers의 설명과 이해, Wahnstimmung(망상기분), Storch의 세계붕괴체험에서 정신장애의 배후의 감정 이해에 접근해 갔다. 정신의학은 편견을 없애는 거다. 「정신의학은 인간학의 중추다」라는 논문을 쓰기도 했다. 哲學, 心理學, 文化人類學, 教育科學, 무당, 言語學 등에 관심을 두고 法文學部에 출입하면서 Heidegger의 〈시간과 존재〉 세미나에 참석도 하고 佛語, 노서아 말도 2년씩 배웠었다.

이렇게 공부를 하다가 광복이 되어 얼마 안 되어 미모의 30대 부인이 두통을 호소하는데, 면담을 해 보니 이 사람이 왜 병을 얻었는가 감정을 공감할 수 있었다. 첫날밤에 남편이 임질을 옮겨 나팔관이 막혀 8년간이나 임신을 못해서 남편에게 권해서 다른 여자를 집으로 데려와서 동거함으로 생긴 병이었다. 환자의 병의 원인이 되는 감정을 공감한 첫 사례이다.

다음으로 1953년 봄에 2년을 두통을 앓고 있는 의대생을 1주일에 2회씩 정신치료를 실시하여 총 12회로써 종결하였는데 나로서도 처음이고 한국 역사에서도 처음인, 서양정신분석적인 원리에 입각한 사례를 경험한 것이었다. 이 사례는 미국에서 귀국 후 한국심리학회 총회 때 윤태림 회장의 간청으로 특별강연으로 발표한 사례이다. 이것은 6 · 25전쟁 때 50년 말에 미리 시골로 피난을 갔었는데, 영등포에서 화물열차를 타고 내자와 같이 고향으로 내려올 때 가지고 간

2권의 책 중 Alexander와 French의 『Psychoanalytic Therapy』의 도움이 컸다고 생각한다.

이 무렵 1년 후배인 소아과 교수가 데리고 온 미국 군의관이 미국에 가라고, 자기 부모도 소련에서 왔다고, 한국은 공산주의를 해도 나눠 먹을 것이 없다, 당신같은 사람은 미국 가면 연구비도 받고 잘 살 수 있다고 가족도 다 데려가라고 권고를 했다.

반신반의 6개월 끝에 정신분석연구소가 있는 큰 도시의 대학병원에 편지를 했더니 사방에서 오라고 하기에 뉴욕에 있는 뉴욕대학 Bellevue Medical Center에 1954년 7월에 갔다. 여기서 전공의로 2년을 근무하고 어떤 병동장은 왜 병동장이 안 되느냐고 말할 정도로 병동장들이 진단 못하는 예들을 내가 바로 진단한 예

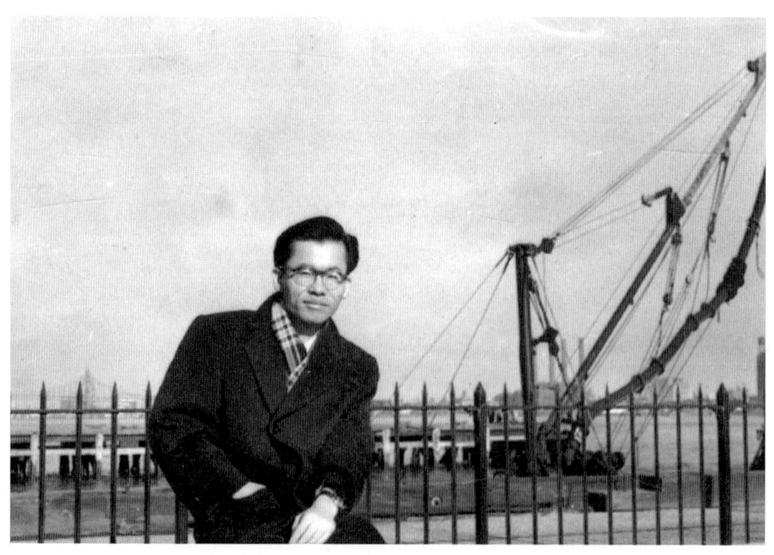

1956년 1월 뉴욕항에서 뉴욕대학의 벨뷰정신병원 정신과 레지던트 시절

들이 많아서 거기서 더 있을 필요를 못 느껴 1년 더 있기로 계약한 것을 취소하고 월급 많이 주는 주립병원의 병동장으로 1년 반 있었다.

4년간 미국에서 얻은 것은 미국인과 미국 문화에 대한 이해였다. 정신과 의사로서 얻은 소득은, 한국에서 볼 수 없는 다양한 사례를 경험했다는 것과 대학병원과 주립병원의 실태 파악이었다.

Sullivan 학파의 연구소에서는 1년을 공부하고 6개월 週 2회 분석을 받았는데, 분석 시작 때 筆跡鑑定으로 인내심이 강하다는 것과 심리검사에서는 IQ가 132이고 defence방어가 없다는 것이었다. 인내심은 정신치료에 절대적으로 필요한 자질이고 방어가 없으면 정신병이라고 볼 수도 있는데 정신병은 아니니 모든 것을 있는 그대로 받아들인다는 뜻도 된다. 후회, 변명, 복수 이것이 다 방어가 아닌가. Clara Thompson이 수강료도 면제해 주고 분석도 low-cost Clinic에 1회에 25불하는 것을 7.5불을 내고 받았다.

1958년 7월에 Queen Elizabeth호를 타고 7일간 대서양을 항해하고 Plymouth에 상륙하여 런던으로 기차를 타고 世界精神健康聯合體(WFMH) 사무총장 Reed 박사를 만났더니 APA미국정신의학회 연차대회에서 confused young korean psychiatrist를 만났는데 당신은 solid middle age라고 했다. 지금도 그런 사람이 많지만, 그때는 외국 유학 간 사람 중에 그런 사람이 많았다. Venice의 섬에서 세계철학자대회, Wien에서 세계건강연합체대회, Barcelona에서 제5차 국제정신치료학회, Roma에서 제1회 세계정신약물학회에 참석, Greece, Cairo, Beirut, Hongkong, 일본을 거쳐 귀국하였다.

3개월 동안 유럽, 중동, 홍콩, 일본을 여행하고 유럽에서 개최한 4개의 국제학회에 참석하고 돌아올 때 우리나라의 전통문화가 가장 인간적인 세계 최고 수준이라는 것을 실감할 수 있었다.

1958년 말에 귀국하니 유석진이 나를 붙들고 7시간이나 호소하면서 정신건강협회의 회장을 맡아 달라고 하기에 사양했다. 내가 없는 동안 매주 정신치료 사례 발표회를 하고 있다고 자랑하길래 갈 때마다 그것은 발표자의 망상이라고 지적을 했더니 그 모임이 없어졌다.

1959년 2월 수도의대(현 고려대 의대) 임상교수와 정신과 과장으로 활동했고, 『思想界』를 통해 일반대중과 지식인 세계에 정신의학을 계몽했고, 역동정신의학, 현상학적 정신의학, 실존정신의학, 정신치료를 소개했다. 수도의대에서 매월 정신신체의학 사례 발표회를 시작해서 1960년 말 경북의대로 가서 계속했다.

1959년 가을, 부산에서 열렸던 의협 제1회 종합학술대회에서 "정신의학의 현대적 조류"라는 특별강연을 통해 현대 정신의학의 새로운 흐름을 의학 의료계에 소개했다. 이것은 미국에서 『Psychiatry』라는 학술지를 창간호부터 훑어본 것과 Zilboorg의 『History of Medical Psychology』가 큰 도움이 되었다고 생각한다. 정신보건의 현대적 개념도 소개했다. 경북의대에서는 오늘날 Liaison Psychiatry(자문조정정신의학)를 수도의대에 이어서 계속하였다. 이것은 협진을 의뢰받은 환자를 정신과에서 진단 치료한 것과 의뢰한 과의 전공의가 그 과에서 진단 치료한 것을 비교 · 검토

하고 각과 전공의, 인턴들에게 정신의학, 정신과 치료, 정신치료를 알리는 구실을 했다. 경상북도 일원의 정신과 환자들을 각 도립병원에 집결시켜서 무의촌 무료치료도 했다.

1962년에 학교문제를 바로 잡기 위해서 계엄령하에서 감찰위원회 중앙정보부 대구지부를 조사해서 비위를 적발하자 나를 군법회의에 회부했다. 그러나 죄가 없어 판결을 못하고 1심에서 심판부를 다시 짜서 억지로 6개월 징역, 집행유예 2년을 받고 고등군법회의에서도 같은 판결이 났다. 이 사건은 '필화사건'이라고 하지만 사실은 정보부 대구지부와 감찰위원회의 경북의대에 대한 보고서가 '친고파(親高派)'에 유리하게 허위보고를 한 보고서에 관해서 조사했기 때문에 친고파를 옹호하는 정보부 대구지부장과 감찰위원회 위원장의 허위보고를 내가 적발했기 때문에, 친고파 교수들과 이들을 옹호하는 정보부 대구지부와 감찰위원회의 자구책에 내가 제물이 된 사건이라는 것을 교수들은 아직도 잘 모르고 있는 것 같다.

이렇게 해서 경북의대를 떠나고 내자가 원장으로 되어 있는 동북의원에서 정신치료를 하며 1962년부터 10년간 지도 · 자문정신의로서 매주 금요일 서울대학 학생지도연구소에 나가서 상담 정신치료를 지도해서 정신과 의사보다 먼저 다소 체계적인 정신치료를 심리학자에게 한 결과가 되었다. 1974년에 한국 최초로 정신치료를 공부하는 모임으로 정신치료사례연구회를 발족, 지금까지 한국정신치료학회로 이어지고 있다.

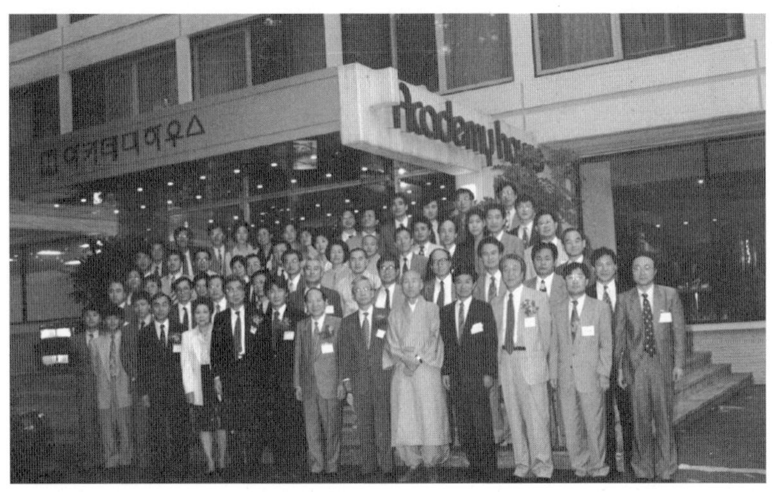

Empathy(공감)이라는 주제로 아카데미 하우스에서 열린 학술세미나(1990년 4월 7~8일)

매월 한동안 한 달 두 번씩 주말에 대구에 내려가서 one-way mirror로 interview를 시범하여 정신치료 지도를 20년 이상 계속하였고, 서울에서도 계속하고 있다. 연세대 정신과에서 1967년부터 1992년까지 매 화요일, 방학 때는 쉬고 교수, 전공의, 실습학생을 대상으로 25년간 정신치료를 지도했다.

1956년부터 현재까지 儒, 佛, 老莊 古典을 숭산을 필두로 고승 석학들을 초빙해서 공부하고 동서고금의 명저들을 읽고 토론했다. 전 세계의 정신분석과 정신치료를 훑어보고, 서양정신치료와 서양사상이 道를 지향하고 있다는 것을 지적하고, 道가 정신치료의 최고 형태라는 것을 알리고, 서양정신치료에서 이론과 기법에 매달리는 것을 제거하면 도가 되고 단지 목표의 수준 차이에 불과하다는 것을 과거 30년 되풀이해 왔는데, 금년에는 미국심리학회 인본심리학 분과에서 "도정신치료" 특집이 나올 예정이다.

끝으로 여러분이 궁금한 것을 말씀드리려고 한다. 어떻게 해서 현재의 경지에 도달했고, 현재의 경지가 어느 수준인가에 대한 의문일 것이다.

나는 어려서부터 이웃 친구의 어머니가 나보고 말씀하시던 '인생을 환히 안다, 중같다.' 이 한마디에 정신치료자로서 바탕이 되어 있었다는 것을 알 수 있다. 나의 주관적인 경험으로서는 여섯 살 전후에 인간의 행, 불행은 감정처리 여하에 달렸다는 것을 알았고, 사람들을 불쌍하게 생각하고 이해를 하려고 하고, 별로 남의 탓을 하지 않고, 나의 분노나 감정을 있는 것을 없는 것처럼 남과 나를 속이려고 하지 않았다. 인내심과 관용, 자비심, 어릴 때 누이동생과 어린 아들의 사랑과 믿음의 마음을 간직하고 있다는 것, 자기를 속이지 않고 방어를 하지 않는 것, 미국에서 잠깐 정신분석 받은 것은 첫기억에 대한 인식을 새롭게 해 주었고 자존심에 대해서 주의를 환기시켜 주었다. 그 외로 어려서부터 나 자신과 남을 이해하는 노력을 항상 해 왔다는 것이 쌓인 결과라고 본다.

수도와 정신치료에서 자기의 핵심감정을 깨닫고 일거수일투족에서 벗어나는 Working through, 수도에서 말하는 훈습(薰習)을 반복하는 것이 근본이다. 어떤 방법이든 훈습으로 마음을 비우는 것이 근본이다. 치료자의 핵심감정이 남아 있으면 일거수일투족에 나타나므로, 따라서 환자치료에도 지장이 온다.

핵심감정이란 말은 1960년 당시 모 재벌이, 다른 의사가 못 고쳐서 연세대 교수로 있던 서석조 교수가 정신치료가 필요하다고 보낸 서른두 살인 환자가 하루는 냉수 한 잔 마시는데도 자기의 핵심이

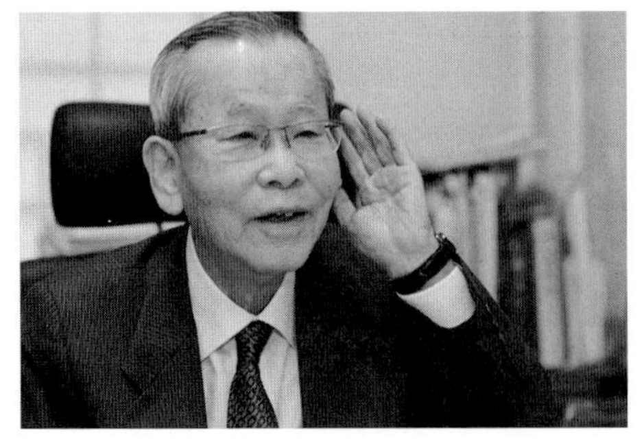

들어있다고 이야기하는 것을 듣고, 그리고 Carl Rogers의 Miss Mun의 interview film을 보니 그 interview 장면에 원인이 되는 어릴 때 감정 그대로 눈물을 흘리고 재연하는 것을 보고 이 말을 쓰기 시작했다.

현재 내 경지가 어떤 수준인가는 남이 판단할 문제이다. 참고로 고승들이 나를 평가한 것을 소개하겠다. 1965년 숭산(嵩山)이 서울대 학생지도연구소에서 서문(書狀) 공부를 시작해서 세 번째 시간인가 내가 무엇을 물어보았는데 아자득몽(啞者得夢)* 이라고 대답을 해서 '이것은 분명히 내 물음에 대한 대답이 아닌데 왜 이런 답을 했을까?' 순간 생각을 했다. 며칠 후에 연구소 소장으로 있던 김기석 교수가 숭산을 만났는데, "이 박사는 지금 270도 경계에 있는데 두서너 달 도를 닦으면 360도 경계에 도달한다."고 하더라고 내게 전했다. 이것은 숭산이 나의 반응을 보고 내가 자기 마음을 읽고 있다는 것을 알아서 그런 말을 했다고 나는 보았다.

1960년도 말경인가 정창용, 강석헌, 또 몇 사람과 같이 경봉을 찾아갔는데, 다른 사람들에게는 "니병이 뭣고?"라고 물었는데 마

* 벙어리가 꿈꾼다는 뜻으로, 그 꿈을 혼자만 알 뿐이지 이것을 남에게 말할 수는 없음. 자기가 깨달은 바를 자기 혼자만 알 뿐이지 남에게는 말할 수 없음을 비유하는 말.

지막으로 나에게는 "의사가 아니고 도인이 되었으면……." 하고 말을 끊었다.

1980년경에 숭산이 장문의 편지를 써서 이 박사는 보살의 화신이라고 보내왔고 뉴욕에서 처음 만난 동국대 부총장을 지냈던 법안은 장문의 편지를 보내어 이 박사가 나타나는 곳마다 회오리바람이 분다고 했다. 1970년 전후에 월정사에서 동국대학교 승가과 1기생의 연수회에 오라고 해서 5박 6일 다른 교수들과 참가해서 강의도 했는데, 월정사 마당에서 저 끝에서 나보고 "대종사(大宗師)님"이라고 여러 사람 앞에서 나를 부르고 삼시 세끼마다 와서 식사를 잘 하는가 보고 갔다.

善齋 金東純 先生 略歷

西紀 1925년 10月12日 父 慶州金公振濟와 母 河東 鄭氏喆相의 二女 중 次女로서 서울에서 출생

1932～1939	國民學校 4回 轉學 滿洲間島省圖們에서 졸업 (抗日運動한 父親 따라)
1939～1943	滿洲 間島省 延吉女子高等學校
1943～1944	滿洲 國立留學生豫備校
1944～1949	京城女子醫學專門學校 入學하여 서울 女子醫科大學으로 卒業 (현 高大醫大)
1949～1950	서울大學校 醫科大學 神經精神科 助教
1951	醫師免許 취득 (갱신 634호)
1955～1956	美國 뉴욕大學校 醫科大學 벨뷰정신병원 레지던트
1962～1966	國立精神病院 특치과장
1963	神經精神科專門醫 제38호
1973	醫學博士(서울大學校 大學院)
1970～1974	서울시城北區醫師會 副會長
1974～1976	韓國女子醫師會長, 현재 고문
1986～1989	韓國女性精神醫學會初代會長
1989～1991	한국정신치료학회 회장 및 이사장 현재 한국정신치료학회 명예이사장

1987～　醫事評論家

1993～　大韓醫師協會醫人美展運營委員長, 운영위원

1978～2005　梨花醫大, 延世醫大 臨床敎授, 高麗醫大 外來敎授

1981～1998　民主平和統一諮問委員

1983～1986　安養少年院 무보수 원생상담

1965～2007　東北神經精神科醫院 開院

2007～현재　정신치료연구원

2010～현재　대한의사협회 고문

[포상]　申師任堂像(제23대, 1991)

자랑스런 虎醫賞(高麗醫大 校友會, 1992)

한국여성정신의학상(대한신경정신의학회, 2006)

공로상(대한의사협회, 2008)

[저서]　韓國女子醫師 90年(1986)

明倫半世紀(공저, 1988)

한국여자의사회 50년사 편집고문(2005)

[논문]　成人女性心理 外 십여 편

[수필집]　우리들의 戀人(합동)

100을 헤아리며(합동) 새천년에 산다(합동),

인생의 사계절(합동) 외 수필 다수

편집후기

어디에서 그런 용기가 났는지 모르겠습니다. 임효덕 회장님으로부터 김동순 선생님의 회고록 집필을 도와 진행해 달라는 부탁을 듣고 선뜻 해 보겠노라고 했습니다. 늘 생각만 많고 발걸음을 옮기기까지 오래 망설이고 고민하는 저로서는 평소와 다른 결정이었습니다.

정신치료 집단 슈퍼비전을 받으며, 또 학회 모임 등에서 선생님께서 들려 주시던 어린시절 이야기와 그간 살아오신 이야기를 단편적으로 들으며 한편의 드라마 같다는 생각을 하곤 했습니다. 제가 김동순 선생님의 이야기에 흥미를 느낀 것은 아무래도 같은 여성이라는 점이 크게 작용했을 것 같습니다. 작은 아이가 소녀가 되고 엄마가 되고 아내가 되어 아들을 잃고 또 남편과 사별하는 상실을 견디어 가는 선생님의 삶의 여정에서 저 또한 삶의 고통을 이겨가는 지혜를 배우고 싶었습니다. 그리고 타인의 마음을 여행하는 것은 다른 어떤 여행보다도 저를 설레게 하는 일입니다.

이 회고록의 앞부분은 김동순 선생님께서 구술하신 것을 녹음해서 제가 풀어쓰고 그걸 다시 선생님과 함께 읽으며 수정하는 방식으로 집필되었습니다. 후반부는 선생님께서 여러 매체에 발표하신 수필과 한 일간지에 연재하신 칼럼을 실었습니다. 여기에 실린 작품 외에도 선생님께서 쓰신 글이 많은데 안타깝게도 다 발굴해 싣지 못했습니다.

회고록 집필을 위해서 선생님과 함께 한 시간은 시공간을 넘나드는 여행같았습니다. 두 시간, 때로는 세 시간이 넘는 인터뷰를 선생님께서는 조금의 피곤한 기색도 없이 즐겁게 응해 주셔서 그 열정과 활기가 새삼 놀라웠습니다. 들여다보면 한 사람 한 사람의 삶이 모두 특별하지만 선생님께서 살아오신 삶의 배경은 조금 더 남다른 면이 있습니다. 선생님은 일제 강점하에서 태어나 자랐고, 해방 이후 그리고 6 · 25전쟁과 유신 그리고 현재까지 격동의 한국사와 함께 살아오셨습니다. 선생님의 삶의 궤적은 서울, 경기도 파주, 충청도 추풍령, 부산 그리고 두만강 너머 연길과 저 멀리 북간도 자무쓰까지 펼쳐져 있습니다. 선생님께서 살아오신 삶의 궤적만 좇아도 그것이 충분한 역사공부가 될 수 있을 정도로 선생님은 우리 근현대사의 굵직한 사건을 관통하며 살아오셨습니다.

선생님은 독립운동을 하셨던 아버님으로 인하여 불안한 어린 시절을 보내셨습니다. 공부하는 여성이 드물었던 시절에 의학을 공부하였고 여성으로서는 대한민국에서 최초로 정신과 의사라는 남들이 가지 않은 길을 가셨습니다. 그리고 정신치료의 대가인 이동식 선생님의 배우자이자 제자로서 평생 배움을 길을 함께해 오셨습니다.

선생님의 경험의 폭과 깊이를 여러 가지 한계와 저의 능력 부족으로 충분히 담아내지는 못했습니다. 좀 더 일찍 선생님께서 기력이 왕성하실 때 회고록이 집필되었더라면 좋았을 텐데 하는 아쉬움이 남습니다. 하지만 이 회고록은 선생님께서 후학들에게 남긴 소중한 선물이라 생각합니다. 회고록 집필을 위해 선생님과 함께 할 수 있었음에 감사드립니다.

2017년 10월

한국정신치료학회 출판부장 김현숙

정신과 의사로 살아온 한 여성의 길

– 善齋 김동순 선생 회고록 –

2017년 11월 1일 1판 1쇄 인쇄
2017년 11월 10일 1판 1쇄 발행

엮은이 • 한국정신치료학회
펴낸이 • 김진환
펴낸곳 • (주) 학지사
04031 서울특별시 마포구 양화로 15길 20 마인드월드빌딩
대표전화 • 02)330-5114 팩스 • 02)324-2345
등록번호 • 제313-2006-000265호

홈페이지 • http://www.hakjisa.co.kr
페이스북 • https://www.facebook.com/hakjisa

ISBN 978-899-997-1274-6 03510
정가 1,5000원

이 도서의 국립중앙도서관 출판시도서목록(CIP)은 서지정보유통지원시스템 홈페이지(http://seoji.nl.go.kr)와 국가자료공동목록시스템(http://www.nl.go.kr/kolisnet)에서 이용하실 수 있습니다.
(CIP제어번호: CIP2017027942)